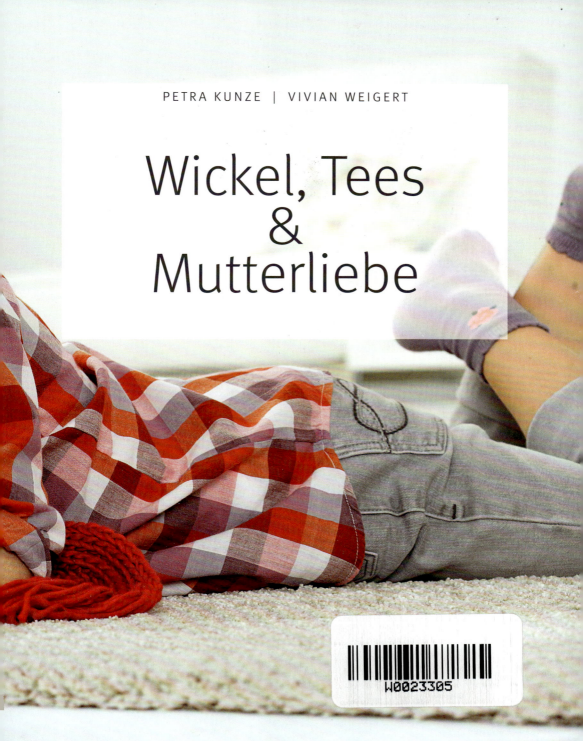

PETRA KUNZE | VIVIAN WEIGERT

Wickel, Tees & Mutterliebe

THEORIE

Ein Wort zuvor 5

NATÜRLICH HEILEN! 7

Sanfte Helfer für zu Hause 8
Gegen fast alles ist ein Kraut
gewachsen 9
Liebe ist die beste Medizin 9
Wenn Ihr Kind das Bett hüten soll 11
Appetitlosigkeit ist kein Grund
zur Sorge 11
Hilfe, mein Kind bleibt nicht im Bett! . . . 12
Mit dem Baby beim Kinderarzt 13

Vorbeugen ist besser als heilen 14
Das Immunsystem stärken 15
Wasserspaß mit großem Effekt 18

PRAXIS

GEWUSST WIE: HAUSMITTEL
ANWENDEN 21

Wickel, Bäder, Tees & Co. 22
Wickel – mal kalt, mal warm 23
Anwendungen spielerisch verpacken . . . 24
Auflagen und Wärmflaschen – zur
Schmerzlinderung 25
Kleine Säckchen – große Wirkung 26
Bäder – ein wohltuendes Vergnügen 27
Inhalationen – heilsame Dämpfe 27

Nasenspülung – für Schnupfennasen . . . 28
Augen- und Nasentropfen –
selbst gemacht 28
Mundspülungen und Gurgeln –
bei Halsweh 29
Einreibungen – eine Wohltat für
Körper und Seele 29
Rotlichtbestrahlung – vielseitig
anwendbar 30
Der Einlauf – besser als sein Ruf 31
Tees – Kräuter, die heilen 32
Zaubertrank für Teemuffel 34

HILFE FÜR ALLE FÄLLE 37

Die Heilkraft des Fiebers
unterstützen 38
Auf den Allgemeinzustand kommt
es an 39
Fieber senken – nur so weit nötig 41
Fieberanstieg: Jetzt tut Wärme gut 41
Hilfe in der Fieberphase 43

Wenn Schmerzen plagen 46
Der Bauch tut weh 47
Der Kopf schmerzt 51
Ohrenschmerzen lindern 55
Erste Hilfe für die Augen 57
Wenn die ersten Zähnchen kommen . . . 59
Hat das Baby Schmerzen? 59

Die Atemwege befreien 60
Dem Schnupfen ein Schnippchen
schlagen 61
Die Pollen greifen an: Heuschnupfen . . . 63

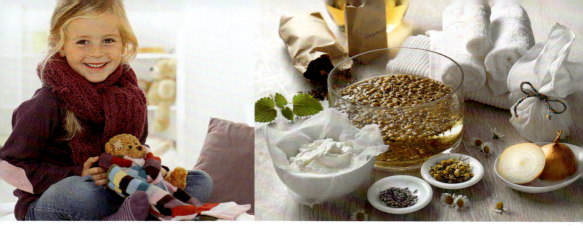

Bei trockener Nase	64
Wenn die Erkältungszeit naht	65
Entzündete Nasennebenhöhlen	68
Es kratzt und brennt im Hals	70
Die besten Hustenmittel	73
Richtig reagieren bei Asthma	78

Wenn der Bauch Beschwerden macht . . .	80
»Mir ist so schlecht!«	81
Mit Kindern unterwegs	83
Übelkeit auf Reisen	84
Magen-Darm-Störungen	84
Wenn der Darm verstopft ist	88
Bei Entzündungen im Unterleib.	92
Ungebetene Gäste: Würmer	94

Die Haut schützen und heilen	96
Den Juckreiz lindern	97
Milchschorf: harmlos, aber unangenehm	98
Empfindlich: die Haut unter der Windel.	99
Quälende Neurodermitis	101
Wenn Ihr Kind zu viel Sonne erwischt hat.	103
Schnelle Hilfe bei Insektenstichen	106

Lästige Untermieter: Kopfläuse	108
Harmlos, aber unschön: Warzen	109

Verletzungen richtig behandeln	110
Kleine Verbrennungen selbst behandeln	111
Stöße und ihre Folgen	112
Kleinere Wunden versorgen	113
Erste Hilfe bei Nasenbluten	115

Streicheleinheiten für die Seele	116
»Ich hab keinen Hunger!«	117
»Ich kann nicht schlafen!«	118
Schlafhilfen für kleine Unruhegeister . .	119
»Ich habe Angst!«	120
Wenn Kinder die Wut packt	120
Bei Bettnässen.	121

SERVICE

Bücher, die weiterhelfen	122
Adressen und Links, die weiterhelfen . .	123
Beschwerdenregister	124
Hausmittelregister	125
Impressum.	127

DIE AUTORINNEN

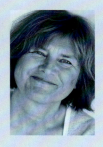

Vivian Weigert ist Heilpraktikerin und Eltern-Beraterin. In ihrer Münchner Praxis für Baby-Osteopathie und Klassische Homöopathie hält sie regelmäßig »Doktor Mama«-Seminare zu »Wickel, Tees und Globuli«, um ihre langjährigen Erfahrungen mit Hausmitteln weiterzugeben. Als Fachbuch-Autorin hat die Mutter eines heute erwachsenen Sohnes bereits mehrere Elternratgeber veröffentlicht, zuletzt »Stillen« (Kösel 2010) und »Babys erstes Jahr« (Gräfe und Unzer 2011).

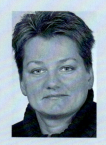

Petra Kunze studierte Germanistik und verschiedene Sozialwissenschaften (Pädagogik, Familiensoziologie und pädagogische Psychologie). Die Mutter zweier Kinder arbeitet heute als freie Autorin und Lektorin. Im GRÄFE UND UNZER VERLAG hat sie unter anderem »Die GU Baby-Box« sowie die Ratgeber »Die schönsten Rituale für Kinder«, »Schlafen lernen. Sanfte Wege für Ihr Kind« und »Die Kunst, gelassen zu erziehen« veröffentlicht.

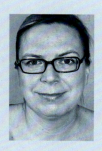

Sylvie Hinderberger arbeitet als freie Autorin und Lektorin in München. Sie hat zwei Kinder, die überhaupt nichts dagegen hätten, wenn ihre Mutter ihnen den ganzen Tag Geschichten erzählen und Bücher vorlesen würde. Für diesen Ratgeber hat sie die Abenteuer des kleinen Kängurus Luca geschrieben, die Sie im beiliegenden Folder finden.

EIN WORT ZUVOR

Trotz aller medizinischen Fortschritte haben Hausmittel nichts
von ihrer Bedeutung eingebüßt. Denn sie sind nicht nur besonders sanft, sondern oft auch ebenso wirkungsvoll. Deshalb werden die natürlichen Heilmethoden – ob Kräuterbehandlung oder
Wasseranwendung – heute zu Recht wiederentdeckt. Zwar können Sie mit Hausmitteln keine notwendige Behandlung durch
einen Arzt oder Heilpraktiker ersetzen. Aber Wickel und Co.
bieten eine wohltuende Unterstützung und Begleitung der medizinischen Maßnahmen. Darüber hinaus schenken Sie Ihrem
Kind auch eine Extraportion Liebe und Zuwendung, indem Sie
sich die Zeit für eine Anwendung nehmen, statt ihm nur schnell
eine Tablette oder ein Zäpfchen zu verabreichen.
Ob es darum geht, Krankheiten vorzubeugen oder Beschwerden
zu lindern, Verletzungen zu behandeln oder auch die seelischen
Nöte der Kindheit aufzufangen – Sie finden zu allen wichtigen
Themen und Symptomen geeignete Hausmittel, mit denen Sie die
Pflege und medizinische Behandlung Ihres Kindes wohltuend
unterstützen können.
Wir stellen Ihnen aber auch ungewöhnliche und zu Unrecht ver-
gessene Mittel und Methoden vor. Deshalb finden Sie in diesem
Buch zahlreiche alterprobte Rezepte, die vor wenigen Generationen noch von der Großmutter an die Mutter und von der Mutter
an die Tochter weitergegeben wurden. So können auch Sie mit
einfachen, natürlichen Mitteln Ihrem Kind durch Krankheiten
und Krisenzeiten helfen. Dabei empfehlen wir nur Heilpflanzen,
deren Wirkung auch wissenschaftlich belegt ist, und berücksich-
tigen den neuesten Stand der medizinischen Forschung.
Übrigens: Sie können die Hausmittel selbstverständlich nicht nur
bei Kindern anwenden, sondern auch bei Erwachsenen!

Vivian Weigert und Petra Kunze

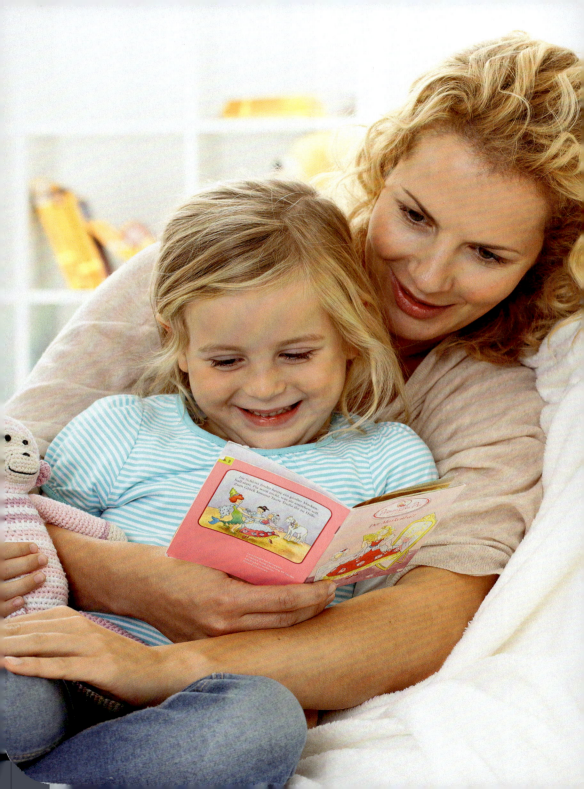

Natürlich heilen!

Bewährte Hausmittel sind oft die wirksamste Medizin für unsere Kleinen. Denn sie werden von den Eltern verabreicht – zusammen mit einer Extradosis Liebe und Nähe.

Sanfte Helfer für zu Hause ⸻ 8

Vorbeugen ist besser als heilen ⸻ 14

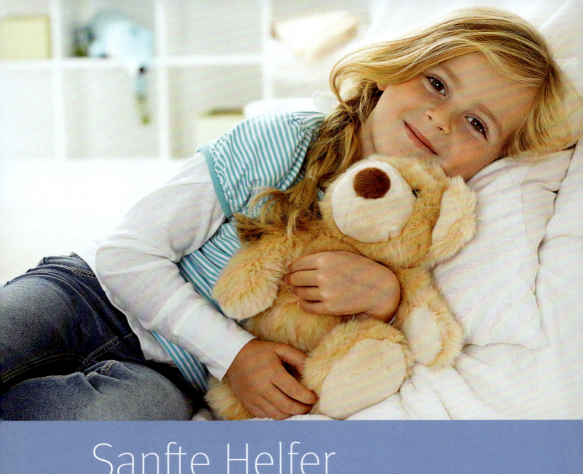

Sanfte Helfer für zu Hause

Für unsere Großmütter war es eine Selbstverständlichkeit: Heilmittel aus der Natur und kleine Helfer aus dem Haushalt können oft wertvolle Dienste leisten. Der Schatz an Wissen, über den frühere Generationen in dieser Hinsicht verfügten und der zeitweise fast in Vergessenheit geraten war, wird heute von immer mehr Menschen wiederentdeckt. Besonders Eltern greifen, wenn es um die Gesundheit ihrer Kinder geht, gern auf bewährte Hausmittel zurück. So können sie bei vielen Symptomen wie Ohrenschmerzen und Husten oder bei kleineren Verletzungen wie aufgeschlagenen Knien unmittelbar helfen. Auch wenn das Kind in ärztliche Behandlung muss, kann der begleitende Einsatz solcher Mittel sinnvoll sein, denn sie lindern Schmerzen und unterstützen den Heilungsprozess. Zudem fühlen sich kranke Kinder bei der Anwendung umsorgt und angenommen – und die Eltern weniger hilflos, weil sie selbst etwas für ihr Kind tun können. Hausmittel helfen überdies schnell und ohne Nebenwirkungen und sind meist ohnehin vorhanden oder leicht zu beschaffen.

> WICHTIG:
> ANSTECKUNG VERMEIDEN
> Wenn Ihr Kind an einem Infekt erkrankt ist, schützen Sie sich und den Rest der Familie vor Ansteckung: Waschen Sie sich vor und nach jeder Behandlung sorgfältig die Hände, halten Sie Geschirr getrennt und spülen Sie es im Heißwaschgang. Sonst gehen beispielsweise Husten, Schnupfen oder Durchfall von einem Familienmitglied zum anderen über.

Gegen fast alles ist ein Kraut gewachsen

Der Fundus an Hausmitteln ist enorm: Ob Tees, Wickel oder Inhalationen – fast bei jedem kleineren und größeren Wehwehchen gibt es geeignete Maßnahmen, die zumindest Linderung verschaffen (siehe ab Seite 38). Wenn Sie Hausmittel anwenden, senden Sie eine wichtige Botschaft an Ihr Kind: Mama und Papa können dir helfen, wenn es dir nicht gut geht. Das schafft Vertrauen und Zuversicht. Allerdings hat die Selbstbehandlung Grenzen: vor allem schwerere Krankheiten gehören auf jeden Fall in die Hände eines Arztes (siehe Kasten Seite 11).

Liebe ist die beste Medizin

Wird ein Kind krank oder verletzt es sich, so ist es zunächst verunsichert. Was passiert da mit ihm? Warum tut ihm plötzlich etwas weh, warum fühlt es sich so schlecht? Im Gegensatz zu Erwachsenen kann ein Kind noch nicht einschätzen, wie eine Erkältung oder ein Durchfall verläuft und wann es ihm wahrscheinlich wieder besser gehen wird. Seine Verunsicherung und Angst zeigt es durch Quengeln, Weinen oder Schreien. Wie gut, wenn dann verständnisvolle Eltern da sind, die es umsorgen!

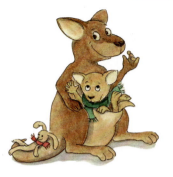

HALLO, ICH BIN LUCA!
Meine Mama und ich hüpfen durch dieses Buch und schauen immer mal wieder vorbei. Wenn ich krank oder verletzt bin wie du, pflegt mich meine Mama ganz lieb. Ich werde dir zeigen, wie sie das macht. Mama kennt nämlich viele Tricks, damit ich schnell gesund werde. Manchmal wickelt sie mir ein paar Tücher um oder sie gibt mir leckeren Tee (naja, ab und zu ist er auch nicht so lecker!). Danach fühle ich mich meistens besser. Du wirst sehen, es gibt ganz schön viele Möglichkeiten, mit denen Mamas helfen können. Gute Besserung und bis bald!

Nicht jede Verletzung muss aufwendig behandelt werden, manchmal hilft schon Wegpusten oder ein kühlender Umschlag. Immer aber hilft liebevolle Zuwendung. Sie ist die wichtigste Arznei, die Sie als Eltern zur Verfügung haben.

Streicheleinheiten für Körper und Seele

In diesem Punkt zeigt sich auch ein großer Vorzug der Hausmittel: In ihnen steckt elterliche Liebe. Denn die Herstellung und Anwendung ist zwar etwas zeitaufwendiger, als Tabletten oder Globuli zu geben. Das bedeutet aber auch: Das Kind spürt dabei Fürsorge und Zuwendung. Ob Sie einen Tee zubereiten und geben oder einen Wickel herstellen und anlegen – Sie kümmern sich um Ihr Kleines, wenden sich ihm zu, berühren es, streicheln ihm über den Kopf, reden mit ihm. Dadurch bekommt es auch die Zuversicht, dass Mama und Papa wissen, was ihm guttut, und ihm helfen können. Das liebevolle Umsorgen des kranken Kindes ist für den Genesungsprozess sehr förderlich. Die meisten Krankheiten dauern mehrere Tage, in denen Ihr Kind nach Möglichkeit weder Kindergarten noch Schule besuchen soll. Im Normalfall können Sie Ihr krankes Kind zu Hause gesund pflegen. Gönnen Sie ihm viel Ruhe, Aufmerksamkeit und Zuwendung – und lassen Sie den Fernseher und Computer am besten ganz aus.

Wenn Ihr Kind das Bett hüten soll

Ob Bettruhe sinnvoll oder notwendig ist, richtet sich nach dem Allgemeinzustand Ihres Kindes. Hat es über 38,5 °C Fieber oder fühlt es sich sehr geschwächt, wird es von sich aus im Bett bleiben. Doch auch in anderen Fällen kann Bettruhe wichtig sein. Wir werden bei den entsprechenden Beschwerden ab Seite 38 darauf hinweisen. Ist Bettruhe notwendig, achten Sie darauf, dass Ihr Kind sie auch einhält. Bei hohem Fieber ist das meist einfacher als bei Halsschmerzen – doch in beiden Fällen kann die körperliche Ruhe besonders wichtig für die Heilung sein. Deshalb sollten Sie das Krankenbett so gemütlich wie möglich machen und Ihrem Kind häufig einen Besuch abstatten, damit es sich nicht so allein fühlt. Protestiert Ihr Kleines gegen ein Krankenlager im Kinderzimmer, betten Sie es am besten auf das Sofa im Wohnzimmer.

Einige Tipps, wie Sie unruhige Geister im Bett halten können, finden Sie auf Seite 12.

> **WICHTIG: GRENZEN DER SELBSTBEHANDLUNG**
>
> Wenn der Zustand Ihres Kindes eine ernsthafte Erkrankung befürchten lässt oder wenn unklare Symptome auftreten, ist der Besuch beim Kinderarzt unumgänglich. Ebenso wenn sich seine Beschwerden nach ein paar Tagen nicht bessern oder Sie unsicher sind. Ein erkranktes Baby sollte im Zweifelsfall immer zum Arzt, ebenso ein Kind, bei dem Sie eine der klassischen Kinderkrankheiten vermuten, wie Masern, Mumps, Röteln, Scharlach oder Windpocken. Vereinbaren Sie telefonisch einen Termin in der Kinderarztpraxis, um längere Wartezeiten zu vermeiden.

Appetitlosigkeit ist kein Grund zur Sorge

Viele Kinder (und Erwachsene) haben keinen Hunger, wenn sie krank sind. Das ist kein Problem, denn Kranke müssen nicht essen. Zum einen braucht ein kranker Mensch generell weniger Kalorien, da er sich kaum bewegt. Zum anderen findet so eine Art innerer Reinigung, ein heilendes Fasten, statt, da der Darm entleert wird und keine neue Verdauungsarbeit leisten muss. Das spart Kräfte für die Auseinandersetzung mit der Krankheit. Manchmal empfiehlt sich sogar ein Einlauf, um diesen Prozess zu unterstützen (siehe Seite 31).

Diese Regel gilt allerdings nicht für Säuglinge: Sie müssen mehrmals täglich zumindest ein wenig Milchnahrung und damit Energie

Hilfe, mein Kind bleibt nicht im Bett!

Ihr Kind sieht nicht ein, warum es das Bett hüten soll? Jetzt sind Ihre Fantasie und Geduld gefragt! Probieren Sie aus, was hilft – wenigstens für kurze Zeit. Manchmal genügt es, wenn Sie sich nur dazulegen. Immer hilft, dass Sie sich möglichst wenig anderes vornehmen. Sie kommen wahrscheinlich ohnehin nicht dazu und setzen sich nur innerlich unter Druck. Weitere Möglichkeiten:

❋ Vorlesen kommt fast immer gut an. Oder Sie erfinden Geschichten für Ihren kleinen Patienten. Ein Kind ab drei Jahren kann vorher drei oder vier Wörter nennen, die darin vorkommen sollen.

❋ Erzählen Sie Ihrem Kind, was Sie selbst gemacht haben, wenn Sie als Kind krank waren. Was haben Sie gespielt und gegessen, an welche Krankheiten erinnern Sie sich?

❋ Mit einem Arztkoffer zum Spielen können Kinder ab drei Jahren sich selbst, die Eltern oder das Kuscheltier »verarzten«. Dieses Spiel geht prima im Bett und hilft auch dabei, das eigene Kranksein zu verarbeiten.

❋ Suchen Sie Babyfotos von sich, Ihrem Kind, Geschwistern, Omas, Tanten und so weiter zusammen. Ihr Kind kann sie anschauen und raten, wer darauf zu sehen ist.

❋ Gegen Langeweile helfen auch diverse CDs. Je nach Vorliebe eignen sich Kinderlieder, klassische Musik und Hörspiele von Geschichten oder Sachthemen, die speziell für Kinder aufbereitet sind.

❋ Auf einem Tablett als Unterlage kann Ihr Kind im Bett sogar malen, am besten mit Buntstiften, um keine Farbspuren zu hinterlassen.

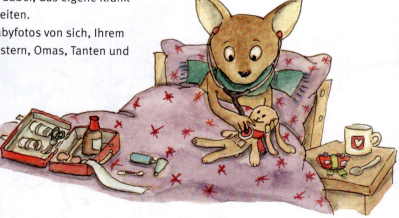

Sanfte Helfer für zu Hause

EIN KRANKES KIND BRAUCHT VIEL ZU TRINKEN

Anders als beim Essen liegt der Fall beim Trinken: Kranke Kinder müssen genügend Flüssigkeit zu sich nehmen, am besten ungesüße Tees und Wasser. Bieten Sie dem kleinen Patienten häufig etwas an und stellen Sie einen Trinkbecher in Sichtweite, um an den Durst zu erinnern. Dass Ihr Kind ausreichend trinkt, erkennen Sie daran, dass es mehrmals täglich Pipi macht und dieses sehr hell ist. Bei Fieber und Durchfallerkrankungen braucht Ihr Kind extra viel Flüssigkeit zu trinken, da es dabei – auch über die Haut – reichlich Flüssigkeit, Mineralstoffe und Salze verliert, die ersetzt werden müssen. Am besten eignet sich dafür ein stilles Mineralwasser; aber auch Leitungswasser enthält genügend Mineralsalze.

sowie Flüssigkeit zu sich nehmen. Will Ihr Baby immer nur wenig trinken, sollten Sie die Milch einfach häufiger anbieten als sonst. Auf Beikost darf verzichtet werden, wenn das Baby sie jetzt ablehnt. Ansonsten wird Ihnen der Arzt sagen, wenn Sie Ihrem Baby eine besondere Diät geben sollen.

Mit dem Baby beim Kinderarzt

Sie können kaum verhindern, dass Ihr Baby beim Kinderarzt schreit. Das kommt hauptsächlich auf den Arzt an. Wichtig ist, dass er sich für das Kind Zeit nimmt und guten Kontakt zu ihm herstellt. Babys sind sehr empfänglich für freundliche Worte, auch wenn sie deren Inhalt noch nicht verstehen. Außerdem sollte der Kinderarzt Ihr Baby nicht mit kalten Händen anfassen, es nicht in einem kalten Raum ausziehen oder auf eine kalte Behandlungsunterlage setzen. Manchmal erschreckt auch der weiße Kittel das Baby – vor allem, wenn es sich von Menschen mit weißen Kitteln schon einmal medizinisch »malträtieren« lassen musste.

Rufen Sie in der Praxis an, bevor Sie sich auf den Weg machen, und erkundigen Sie sich, ob im Wartezimmer Kinder mit ansteckenden Krankheiten wie Grippe, Scharlach oder Windpocken sitzen. In den ersten Monaten lassen Sie sich von der Sprechstundenhilfe einen Platz außerhalb des Wartezimmers geben.

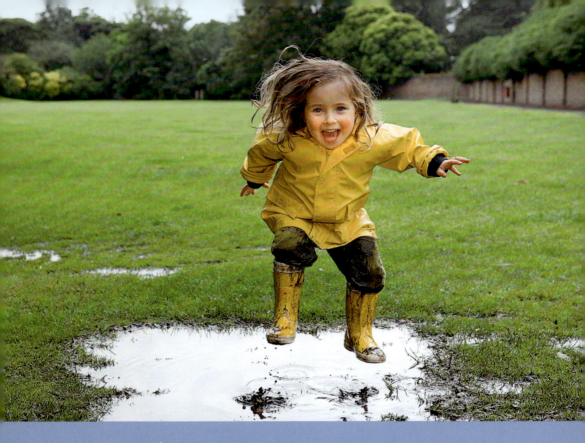

Vorbeugen ist besser als heilen

Eine ausgewogene Ernährung sowie ein rhythmischer Wechsel aus Aktivität und Passivität, aus Belastung und Entspannung, aus Wachsein und genügend Schlaf sind für Kinder genauso wichtig wie für Erwachsene. Sie tragen wesentlich dazu bei, dass sich Ihr Kind gesund entwickelt. Allerdings werden Sie Krankheiten nicht vermeiden können, da sich das Immunsystem bei Kindern erst noch aufbauen muss. Deshalb sind gerade kleine Kinder im Kindergarten- und Vorschulalter häufig krank. Ein Infekt pro Monat ist in der kalten Jahreszeit keine Seltenheit. Wichtig ist, dass Ihr Kind dazwischen immer wieder richtig gesund ist. Sie werden sehen: Am Ende der Grundschulzeit werden die Infekte seltener.

Das Immunsystem stärken

Sie können viel dazu beitragen, die Abwehrkräfte Ihres Kindes zu trainieren. Dazu gehört, dass Sie im Erkrankungsfall Hausmittel anwenden. Diese haben den Vorteil, dass sie Krankheitssymptome nicht unterdrücken, sondern die Selbstheilungskräfte anregen. Unterstützen können Sie dieses Gesundheitsprogramm durch den Einsatz bewährter Naturmittel zur Stärkung der Abwehrkräfte:

- Schwarze Johannisbeere, Holunder und Schlehe (etwa in Form von Schlehenelixier) eignen sich besonders zum Stärken der Abwehrkraft. Sie bekommen alle drei auch als reine Fruchtsäfte. Bei Bedarf können Sie mit Ahornsirup nachsüßen.
- Ein weiteres wirksames Mittel ist Sanddorn. Die »Zitrone des Nordens« steigert die Abwehrkräfte, da sie besonders viel Vitamin C enthält. Außerdem stecken in Sanddornbeeren Beta-Karotin und entzündungshemmende Gerbstoffe. Sanddorn gibt es als Saft, Mus oder Kompott (im Reformhaus oder Bioladen). Er eignet sich ab dem Beikostalter.
- Noch reicher an Vitamin C ist die Acerolakirsche. Geben Sie Ihrem Kind naturreinen Acerolasaft zu trinken (aus dem Reformhaus oder Bioladen).
- Älteren Kindern können Sie zur Stärkung der Immunabwehr täglich einen Esslöffel rohes Sauerkraut oder ein halbes Glas Sauerkrautsaft geben. Sauerkraut enthält nicht nur sehr viel Vitamin C, sondern pflegt mit seinen Milchsäurebakterien auch in besonderer Weise die Darmflora. Denn im Darm befindet sich ein Großteil der Abwehrzellen des Körpers.
- Auch Echinacea, ein Extrakt aus dem amerikanischen Sonnenhut, fördert die Immunabwehr. Allerdings ist es erst ab dem zweiten Geburtstag zu empfehlen. Sie bekommen es in Form von Kapseln, Saft oder Tropfen (in der Apotheke).

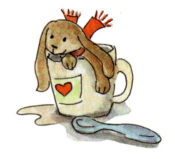

TIPP
Kindern ab sechs Monaten, denen eine Ansteckung droht, können Sie Tee aus Quendel (siehe Seite 63) zu trinken geben. Nehmen Sie 1 Teelöffel getrocknetes Kraut und überbrühen Sie es mit einer Tasse kochendem Wasser. Zehn Minuten zugedeckt ziehen lassen und abseihen. Warm und schwach gesüßt geben.

Die Heilkraft der Natur

Das Immuntraining setzt aber beim gesunden Kind an. Es beginnt schon bei den Neugeborenen. Ein Baby darf bereits in der ersten Woche an die frische Luft – zunächst nur ein paar Minuten. Ab dem zweiten Monat sollte es mindestens eine halbe Stunde täglich sein. Gehen Sie bei großer Sommerhitze aber nicht mittags mit ihm hinaus und bei tiefen Minusgraden besser nur kurz auf den Balkon oder ans offene Fenster (kein Durchzug!). Schützen Sie Ihr Baby bei jedem Wetter mit einem geeigneten Mützchen.

Auch bei Kindern über einem Jahr können Sie viel zu einer gesunden Entwicklung und einer starken Immunabwehr beitragen. Dazu gehört, dass Ihr Kind so viel wie möglich im Freien spielt. Mit der richtigen Kleidung macht auch das Spielen und Toben im Regen Spaß – und hinterher gibt es ein herrlich warmes Bad oder ein ansteigendes Fußbad (siehe Seite 27)! Nur Sturm und Hagel oder extreme Kälte sind triftige Gründe, im Haus zu bleiben. Achten Sie darauf, dass die Füße immer warm und trocken bleiben und Ihr Kind im Sommer vor der Sonne geschützt ist (siehe Seite 103).

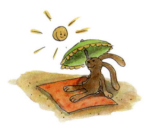

Die Heilkraft der Nahrung

Gesunde Ernährung ist ein wesentlicher Baustein eines gesunden Lebens. Viel frische, vitamin- und mineralstoffreiche Kost, »Na-

---

TIPP: Sonnenstrahlen fürs Immunsystem

Sonnenlicht stärkt das Immunsystem. Es belebt, regt den Stoffwechsel an und ist notwendig, um bestimmte Vitamine, vor allem Vitamin D, zu bilden. Allerdings sollten Sie die direkte Sonne meiden – je jünger Ihr Kind ist, umso mehr, da seine Haut noch dünn ist.
Im ersten Lebensjahr sollte ein Kind möglichst gar keiner direkten Sonnenbestrahlung ausgesetzt sein. Denn der UV-Eigenschutz entwickelt sich erst noch. Doch Ihr Baby braucht nicht auf die heilsamen Kräfte der Sonne zu verzichten. Schon täglich etwa zehn bis 15 Minuten indirekte Sonneneinstrahlung, zum Beispiel am offenen Fenster oder unter dem Sonnenschirm, reichen für die körpereigene Bildung von Vitamin D aus.

turzucker« wie Datteln oder Ahornsirup und hochwertige pflanzliche Öle sind für Groß und Klein wichtig. Lehnt Ihr Kind alles ab, was Vitamine hat, können Sie es mit Säften probieren. Zwei- bis dreimal täglich ein Likörglas voll hochwertigem Fruchtsaft – schon das deckt einen großen Teil des täglichen Vitaminbedarfs bei einem kleinen Kind. Der darin enthaltene natürliche Fruchtzucker ist auch nicht ungesund! Nehmen Sie am besten die sogenannten Muttersäfte (erhältlich im Bioladen oder Reformhaus), also reine, unverdünnte und ungesüßte Säfte aus diversen Früchten, die alle Vitamine, Enzyme und Spurenelemente enthalten. Sie können die Säfte auch mit Mineralwasser verdünnen oder Quark- und Joghurtspeisen damit anreichern.

Achten Sie nicht zuletzt darauf, dass auch genügend (wenn auch nicht ausschließlich) Vollkornprodukte auf dem Speiseplan stehen. Sie gehören auf jeden Fall zu einer gesunden und ausgewogenen Ernährung dazu.

TIPP
Wichtig ist der Genuss beim Essen – und der ist größer, wenn die Familie gemeinsam isst. Das gilt schon für die erste Beikost bei den Allerkleinsten. Achten Sie immer darauf, dass Sie bei Tisch nur angenehme Gespräche führen, damit der kleine Kinderbauch entspannt bleibt.

Die Heilkraft der Erholung

Um gesund zu bleiben, braucht Ihr Kind außerdem Ruhe und Erholung. Auch tagsüber sollen sich aktive und passive Phasen abwechseln. Nach dem Spiel im Freien oder anstrengenden Hausaufgaben soll eine ruhige Betätigung folgen. Es kann in einer Kuschelecke oder auf dem Sofa entspannen. Ein Buch, ein Puzzle oder eine Geschichte helfen ihm dabei. Auch ruhiges Spielen und Malen strengen Ihr Kind nicht an. So können sich Körper und Geist erholen und für neue Abenteuer und Eindrücke Kräfte sammeln.

Die beste Form der Erholung ist das Schlafen. In den ersten Lebensjahren schlafen Kinder auch tagsüber. Später wird der Tagesschlaf immer weniger, bis er ganz eingestellt wird.

Der Schlafbedarf von Kindern ist unterschiedlich. Manche brauchen wenig, andere viel Schlaf. Einige Neugeborene sind echte Langschläfer und bringen es auf über 16 Stunden am Tag. Den Kurzschläfern dagegen genügen schon 13 Stunden. An diesem relativen Schlafbedarf ändert sich in der Regel wenig. Allerdings nimmt die Schlafdauer im Laufe der Entwicklung allmählich ab.

DAS FAMILIENLEBEN PFLEGEN

Für Kinder ist die Geborgenheit in der Familie eine wesentliche Grundlage für eine gesunde Entwicklung. Achten Sie deshalb auf eine zugewandte, liebevolle Atmosphäre und einen achtsamen Umgang miteinander. Nehmen Sie sich Zeit für Gespräche und gemeinsame Aktivitäten. Hören Sie sich die Sorgen und Ängste Ihres Kindes an und sprechen Sie darüber ebenso wie über bestehende Konflikte.

Auch der Schlaf-Wach-Zyklus verändert sich: Aus vielen kürzeren Schlafeinheiten wird schließlich eine lange Nachtschlafphase. Mit etwa 14 Monaten machen Kinder nur noch einen Mittagsschlaf, mit drei bis vier Jahren entfällt auch der fast immer. Ob Ihr Kind ausreichend lange schläft, erkennen Sie daran, dass es in den wachen Zeiten munter, aktiv, unternehmungslustig und ausgeglichen ist. Ob der notwendige Schlaf sich auf mehrere Einheiten verteilt oder es ab dem ersten Geburtstag nur noch nachts schläft, ist dabei egal.

Wasserspaß mit großem Effekt

Sie können mit viel Wasser und wenig Aufwand ein spielerisches Gesundheitstraining für Ihr Kind ab etwa zwei Jahren machen – am besten regelmäßig und nur, wenn es ganz gesund ist. Die Idee geht auf Pfarrer Sebastian Kneipp (1821–1897) zurück, der vor allem mit der Wassertherapie berühmt wurde. Er entwickelte viele Heilanwendungen mit Wasser, wie Wickel, Waschungen und ansteigende Fußbäder. Ein wichtiger Grundsatz für die äußere Anwendung von Wasser ist, dass kaltes Wasser nur auf warme Haut gebracht werden darf. Das heißt, kalte Waschungen, Wassertreten oder Wickel werden nur gemacht, wenn das Kind sehr warm ist. Mit den folgenden Anwendungen stärken Sie nicht nur die Immunabwehr.

❀ Wassertreten belebt und trainiert die Blutgefäße: Füllen Sie eine Badewanne mit kühlem Wasser (etwa 18 °C), das fast bis zum Knie reicht. Darin stolziert Ihr Kind wie ein Storch umher – das Bein wird bei jedem Schritt ganz herausgehoben und wieder eingetaucht. Danach die Füße abtrocknen und warme Socken überziehen. Jetzt ist Bewegung angesagt: Lassen Sie Ihr Kind laufen, hüpfen, springen, damit seine Füße rasch warm werden. Hat Ihr Kind bereits vorher kalte Füße, sollte es nicht wassertreten, sondern ein warmes Fußbad oder ein Wechselbad (siehe unten) nehmen.

Vorbeugen ist besser als heilen 19

* **Ein Wechselbad** für die Arme oder Füße wirkt vor dem Mittags- und dem Nachtschlaf beruhigend. Füllen Sie dazu ein Waschbecken mit etwa 37 °C warmem Wasser, ein zweites Waschbecken daneben oder eine Waschschüssel mit kühlem Wasser (etwa 18 °C). Ihr Kind taucht seine Arme bis zu den Oberarmen ein paar Minuten in das warme Wasser und anschließend rund zehn Sekunden in das kalte. Tupfen Sie danach die Arme trocken und lassen Sie Ihr Kind ruhen. Dasselbe können Sie mit zwei Eimern für ein Fußbad machen, in das Ihr Kind nacheinander seine Füße bis zu den Waden eintaucht.
* **Waschungen** sind eine angenehme und kreislaufstärkende Behandlung, die Kinder auch gern mögen, wenn sie im Bett liegen müssen. Sie brauchen dafür eine Schüssel mit kühlem Wasser (etwa 18 °C) und einen festen, eher rauen Waschlappen. Drücken Sie diesen gut im Wasser aus, sodass er nur feucht ist und nicht vor Nässe trieft. Fahren Sie damit, am rechten Handrücken beginnend, den Arm außen bis zur Schulter hoch und innen wieder zur Hand zurück. Dann drücken Sie den Waschlappen frisch aus und machen das Gleiche mit dem linken Arm. Danach waschen Sie Hals, Brust und Rücken mit wenigen Strichen, anschließend das rechte und das linke Bein, zuletzt den Bauch. Der Waschlappen wird zwischendurch immer frisch ausgedrückt. Die ganze Prozedur dauert nur wenige Sekunden, abgetrocknet wird nicht. Am besten liegt das Kind dabei im Bett auf einem Handtuch. Der Unterkörper sollte zugedeckt sein, während der Oberkörper gewaschen wird, und umgekehrt.
* **In die Sauna** dürfen Kinder in Begleitung erfahrener Erwachsener schon ab zwei Jahren gehen, wenn sie sich dabei wohlfühlen. Durch die Wärme in der Sauna wird die gesamte Körperoberfläche stark durchblutet. Dies wiederum regt den Stoffwechsel an und das Herz kommt in Schwung. So ist man insgesamt weniger anfällig für Krankheiten. Bei Herzproblemen sollten Sie den Kardiologen fragen, ob Ihr Kind mit in die Sauna darf. Länger als fünf Minuten sollte ein Saunagang bei Kindern allerdings nicht dauern.

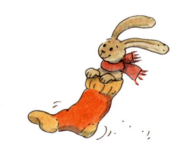

TIPP
Im Winter macht Schneetreten im weichen Pulverschnee Spaß – nur ein paar Sekunden, höchstens eine Minute. Dann schnell für warme Füße sorgen: abtupfen, warme Wollsocken anziehen und bewegen.

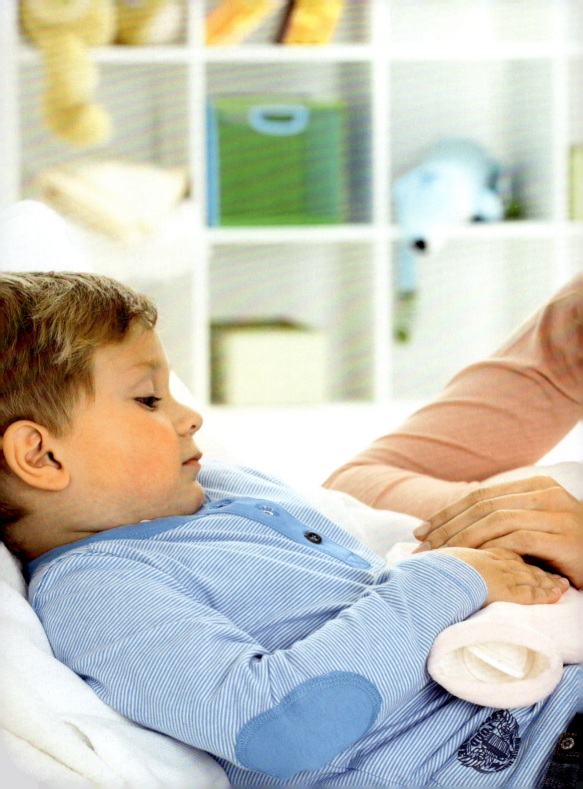

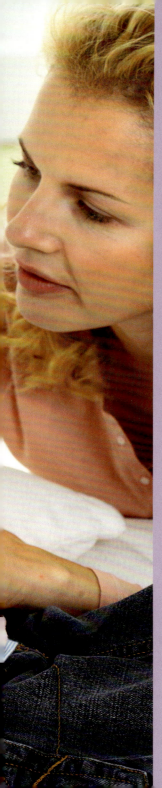

Gewusst wie: Hausmittel anwenden

Kleine, unleidliche Patienten zu betreuen, ist bestimmt nicht immer leicht. Umso besser, wenn Sie Hausmittel gekonnt und sicher einzusetzen wissen und jeder Handgriff sitzt.

Wickel	22
Bäder	27
Tees	32

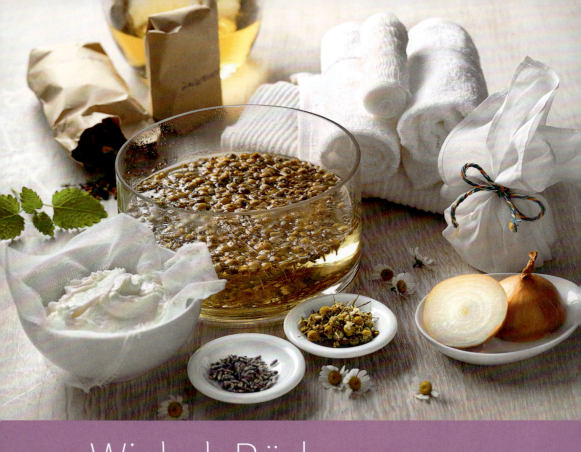

Wickel, Bäder, Tees und Co.

Schon mit wenigen Handgriffen und einfachen Rezepten können Sie fast alle Hausmittel nutzen und so den Genesungsprozess bei ganz unterschiedlichen Krankheitsbildern unterstützen. In diesem Abschnitt zeigen wir, wie Sie Bäder, Auflagen, Wickel und andere Anwendungen richtig durchführen. All das vermittelt Ihrem Kind eine Fülle von Tast-, Geruchs-, Wärme- und Bewegungseindrücken, die es als besondere Wohltat erleben wird.

Wickel – mal kalt, mal warm

Ob an Waden, Bauch, Brust, Puls oder Hals – Wickel und Kompressen eignen sich für viele Körperbereiche. Je nach Beschwerden wird entweder warm (etwa mit warmem Wasser) oder kalt gewickelt (zum Beispiel mit Quark). Grundsätzlich gilt: warme Wickel auf kalte Haut – kalte Wickel auf überhitzte Haut.

So fördert Wärme die Durchblutung, sie löst körperliche Verkrampfungen und seelische Anspannungen. Warme Anwendungen eignen sich zudem bei Blähungen, Durchfall, unbestimmten Bauchschmerzen und anderen Schmerzen, soweit sie nicht durch Entzündungen verursacht sind. Wärme wirkt allgemein entspannend.

Kälte dagegen hilft bei Fieber, Nasenbluten, Entzündungen sowie Prellungen oder Verstauchungen und Insektenstichen. Weil sich durch die Kälte die Blutgefäße verengen, lindert oder vertreibt eine Kälteanwendung Schwellungen und Schmerzen.

Dabei wirkt der Wärme- oder Kältereiz nicht nur an der gewickelten Stelle, sondern am ganzen Körper, indem Wärme entzogen oder erzeugt, der Kreislauf entlastet und das Lymphsystem angeregt wird. Bei den einzelnen Beschwerden ab Seite 38 erfahren Sie, wie Sie die jeweils geeigneten Wickel herstellen und anwenden können. Für alle Wickel gilt: Sie sollen möglichst schnell angelegt werden, da ein krankes Kind sonst auskühlen würde. Bereiten Sie deshalb am besten alles Wichtige vor, bevor Sie loslegen. Wickeln Sie immer mit drei Tüchern. Sie brauchen dafür: innen ein feuchtes Leintuch, in der Mitte ein trockenes Zwischentuch und außen ein Wolltuch.

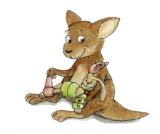

TIPP
Legen Sie Wickel nicht direkt nach dem Essen auf und lassen Sie Ihr Kind vor dem Wickeln nochmals seine Blase entleeren.

* **Das Innentuch,** das direkt auf die Haut kommt, sollte aus Baumwolle oder Leinen bestehen. Am besten nehmen Sie ein Geschirrtuch, ein großes Stofftaschentuch oder eine Mullwindel. Verwenden Sie möglichst ausgewaschene Stoffe, die sind weicher. Falten Sie das Tuch so, dass es die zu behandelnde Körperfläche bedeckt, oder schneiden Sie es entsprechend zu. Tauchen Sie es je nach erforderlicher Behandlung in Wasser oder Tee beziehungsweise bestreichen Sie die Innenseite mit der jeweiligen Masse, zum Beispiel Quark. Legen Sie das Innentuch dann faltenfrei auf die entsprechende Hautstelle.

Anwendungen spielerisch verpacken

Nicht jedes Kind wird gleich begeistert sein, wenn Sie mit Tüchern, Schüssel und Schal ankommen und ihm Wickel anlegen wollen. Es gibt aber ein paar Kniffe, mit denen Ihr Kind mehr Freude an Wickeln und Co. haben und sie geduldiger ertragen wird.

Vielleicht demonstrieren Sie Ihr Vorhaben erst einmal an einem Kuscheltier oder der Puppe. Umwickeln Sie das Bein des Teddys, massieren Sie den Rücken der Puppe oder messen Sie bei ihnen Fieber. Vielleicht möchte Ihr Kind auch selbst zum kleinen Helfer werden und seinen Gefährten verarzten. Es kann Ihnen die einzelnen Handgriffe nachmachen und hat schließlich einen »Leidensgenossen«, der es durch die Krankheit begleitet. Oder es darf auch Mama und Papa eine Wärmflasche auf den Bauch legen.

Beziehen Sie Ihr Kind, soweit es geht, auch in die Vorbereitungen ein: Es darf die Utensilien für Wickel und Co. zusammentragen, den Zusatz in das Badewasser geben und mit einem großen Kochlöffel umrühren. Es kann den Quark aufs Tuch streichen oder die Zwiebel für das Ohrensäckchen (siehe Seite 55) schneiden und dieses zubinden. Wenn beim Zwiebelschneiden die Tränen fließen, können Sie ihm erklären, dass die Zwiebel nicht nur die Tränen aus den Augen zieht, sondern auch den Schmerz aus den Ohren.

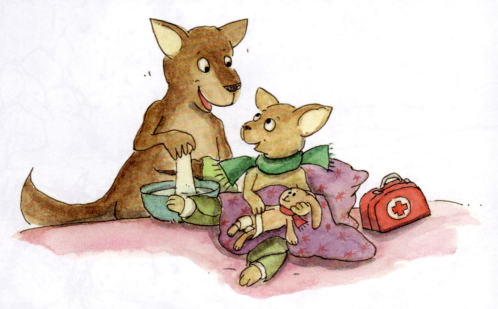

✿ **Das Zwischentuch** besteht ebenfalls aus Baumwolle oder Leinen. Es soll überschüssige Feuchtigkeit aufsaugen und das Außentuch davor schützen. Dazu muss es das Innentuch überall um etwa 1 cm überragen. Legen Sie es auf das Innentuch und wickeln Sie es dann um den gesamten Körperteil, etwa die Wade oder den Bauch. Für warme Wickel können Sie zusätzlich Watte in ein Baumwolltuch legen.

✿ **Als Außentuch** dient am besten ein Schal aus Wolle oder Seide, es kann aber auch ein Frotteehandtuch oder eine Decke sein. Es muss wiederum ein wenig größer sein als das Zwischentuch. Das Außentuch erhält die Temperatur des Wickels und verhindert, dass Nässe nach außen dringt. Auch hier bitte keine Materialien aus Kunstfasern verwenden, sie verhindern die Hautatmung und verursachen einen unerwünschten Wärmerückstau in den Körper. Machen Sie das Außentuch mit einer zugeknoteten Mullbinde oder mit Verbandsklammern fest. Auch Klebepflaster und Klettbänder eignen sich zum Befestigen.

✿ **Eine wasserfeste Schutzunterlage**, zum Beispiel eine Bettauflage, eine Plastikfolie oder ein Wachstuch, ist bei manchen Anwendungen zusätzlich zu empfehlen. Bitte legen Sie diese aber nur auf die Unterlage, etwa das Bett, nicht um den Wickel!

TIPP
Zusätze, die bei der Reinigung des Innentuchs Probleme machen (etwa gekochte Kartoffeln), können Sie auf Mullkompressen oder ein Küchentuch streichen, die Sie anschließend entsorgen.

Auflagen und Wärmflaschen – zur Schmerzlinderung

Die kleinen Schwestern des Wickels sind Auflagen oder Kompressen. Auch sie setzen durch feuchte oder trockene Wärme oder Kälte sowie durch verschiedene Zusätze Reize an schmerzenden oder verletzten Stellen. Das getränkte Innentuch wird hier nur auf eine bestimmte Körperstelle aufgelegt und nicht um den ganzen Körperteil gewickelt. Das Außentuch hingegen meistens schon, um das Innentuch zu befestigen. Für Auflagen können Sie Stofftaschentücher, Verbandmull oder Kompressen aus der Apotheke verwenden.

✿ Wärmende Auflagen sind besonders wohltuend bei Bauchschmerzen, Darmkoliken, steifem Nacken und auch bei Oberbauchschmerzen. Der Klassiker: die Wärmflasche. Speziell für

Kinder gibt es sie in kleineren Ausführungen und unterschiedlichen Tier- und Plüschvarianten. Achten Sie darauf, dass die Wärmflasche nicht zu heiß oder kalt ist und nicht direkt auf der Haut liegt. Das gilt auch für Wärmflaschen, die mit Moor gefüllt sind (siehe Adressen, Seite 123). Beachten Sie unbedingt die Angaben des Herstellers und testen Sie die Temperatur vor dem Auflegen an Ihrer Arminnenseite. Moorwärmflaschen können Sie im Wasserbad, in der Mikrowelle oder im Backofen erwärmen. Auch Trauben- oder Kirschkernkissen können Sie in den Backofen geben. Feuchten Sie diese vorher immer ein wenig an.

✿ Kühlende Auflagen verschaffen bei bestimmten Beschwerden rasch Linderung. Dazu verwenden Sie einen nasskalten Waschlappen oder unterschiedlich große Gelpads, die Sie im Kühlschrank für alle Fälle bereitlegen. Bei Verstauchungen oder Prellungen können Sie auch eine eisgekühlte Auflage, etwa Kühlpads oder einen Beutel Tiefkühlgemüse, in ein Tuch einschlagen und für kurze (!) Zeit auf die Verletzung legen – keinesfalls direkt auf die Haut oder auf offene Wunden!

TIPP: Bienenwachsauflage
Auch mit warmem Bienenwachs können Sie eine Wärmetherapie durchführen. In ihm stecken das Licht und die Wärme des Sommers, in dem die Bienen Honig und Wachs erzeugen. Der Duft und die ganz andere Wärmequalität sind nicht nur für kleine Patienten ein besonders intensives Erlebnis. Eine Bienenwachsauflage (aus der Apotheke) eignet sich nach einer Massage oder als Alternative zu anderen wärmenden Auflagen oder Wickeln. Sie lindert Schmerzen und führt zu innerer Entspannung. Wie Sie diese erwärmen und anwenden, entnehmen Sie bitte den Angaben des Herstellers.

Kleine Säckchen – große Wirkung

Kompressen können Sie auch als Säckchen verwenden, die zum Beispiel mit Kräutern gefüllt werden. Bekannt ist das Zwiebelsäckchen, ein kleines Wundermittel gegen Ohrenschmerzen. Es gibt auch Leber-, Nieren- oder Blasensäckchen. Ein solches Säckchen können Sie aus einem dünnen Waschhandschuh oder einem Socken herstellen. Füllen Sie die Kräuter, wie im folgenden Kapitel bei den einzelnen Beschwerden beschrieben, hinein und verschließen Sie es gut. Dann legen Sie das Säckchen auf die betroffene Stelle und fixieren es bei Bedarf. Heublumensäckchen gibt es als Einweg-Kompresse zu kaufen.

Bäder – ein wohltuendes Vergnügen

Baden mögen fast alle Kinder, weil es ein sinnliches und entspannendes Erlebnis ist. Bei manchen Beschwerden wie Erkältungen, Hauterkrankungen oder Schlafschwierigkeiten verschaffen Ganz- oder Teilkörperbäder Linderung, vor allem wenn Sie Zusätze aus Heilkräutern und ätherischen Ölen (siehe rechts) verwenden.

Für ein Ganzkörperbad geben Sie, soweit nicht anders beschrieben, körperwarmes Wasser (37 °C) in die Badewanne (oder Babywanne). Dann fügen Sie den empfohlenen Zusatz bei. Lassen Sie Ihr Kind höchstens 20 Minuten baden und geben Sie immer wieder vorsichtig etwas heißes Wasser (etwa mit einem Becher) dazu, damit die Temperatur konstant bleibt.

Für ein wärmendes Fußbad verwenden Sie eine große, hohe Schüssel oder einen Eimer, in dem die Füße Ihres Kindes bequem Platz finden. Füllen Sie körperwarmes Wasser ein, bis es über die Knöchel reicht. Das Fußbad sollte etwa zehn Minuten dauern. Für ein ansteigendes Fußbad, das besonders gut durchwärmt, geben Sie während des normalen Fußbades immer wieder vorsichtig einen Becher heißes Wasser zu. Ihr Kind kann dafür die Füße kurz aus dem Wasser heben. Wichtig ist, dass ihm die Prozedur angenehm ist.

Inhalationen – heilsame Dämpfe

Durch Inhalieren, also tiefes Einatmen, gelangt Wasserdampf mit einem Zusatzstoff (meist Kräuter oder Salz) auch an die tiefer sitzenden erkrankten Schleimhäute der Atemwege. Dadurch werden diese befeuchtet, schwellen ab und die Entzündung wird gehemmt. Ihr Kind kann dafür, wie anno dazumal, ein Kopfdampfbad machen. Es beugt den Kopf über eine dampfende Wasserschüssel, Sie breiten ein Handtuch darüber, damit so wenig Dampf wie möglich entweicht, und das Kind atmet tief durch Nase und Mund.

Wesentlich einfacher ist die Prozedur mit einem Inhaliergerät (aus der Drogerie oder Apotheke), das den Mund und die Nase umschließt. Die Gefahr des Verbrühens ist dabei geringer. Sitzen Sie trotzdem immer dabei, wenn Ihr Kind inhaliert.

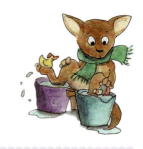

TIPP
✿ Rosmarin: wirkt anregend
✿ Baldrian, Hopfen, Lavendel, Melisse: haben eine beruhigende Wirkung
✿ Heublumen, Fichtennadeln: lindern Erkältungskrankheiten
✿ Eichenrinde, Kamille, Kleie, Ringelblume: helfen bei Hautentzündungen und Juckreiz

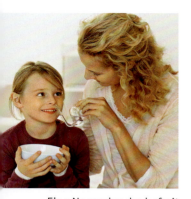

Eine Nasendusche befreit kleine Schnupfennasen wirksam vom Schleim.

Nasenspülung – für Schnupfennasen

Eine ähnliche Wirkung wie die Inhalation hat eine Nasenspülung, auch Nasendusche genannt. Sie spült die oberen Atemwege durch, weshalb sie besonders bei Schnupfen und Nebenhöhlenentzündungen geeignet ist. Sie benötigen dafür eine Nasenspülkanne. Für Kinder gibt es auch eine kleinere Ausführung (aus der Apotheke oder Drogerie); sie passt besser für kleine Nasenlöcher und fasst weniger Inhalt. Die befreiende Wirkung wird Ihr Kind schnell überzeugen – auch wenn die Prozedur zunächst sicher gewöhnungsbedürftig ist.

Für die Nasendusche lösen Sie einen Mokkalöffel Salz in der mit lauwarmem Wasser gefüllten Kanne auf und lassen die Lösung über dem Waschbecken nacheinander durch beide Nasenlöcher laufen. Ihr Kind muss den Kopf dazu schräg halten und konsequent durch den Mund atmen. Am besten atmen Sie hörbar mit Ihrem Kind gemeinsam durch den Mund, schon bevor Sie das Wasser einlaufen lassen. Nach kurzer Zeit wird der festsitzende Schleim durch die Nase abfließen und für freies Atmen sorgen. Wiederholen Sie den Vorgang am besten so oft, bis nur noch klares Wasser abläuft.

Eine Alternative, die von manchen Kindern besser angenommen wird und ebenso wirkungsvoll ist, nennt sich »Nasenschnupfen«. Dazu geben Sie Salzwasser in die hohle Hand und halten Ihrem Kind ein Nasenloch zu, während es das Wasser durch das andere Nasenloch hochzieht. Wiederholen Sie den Vorgang so oft wie möglich, bis aller Schleim abgeflossen ist. Hat Ihr Kind eine Abneigung gegen den Salzgeschmack, können Sie auch klares Wasser verwenden. Das ist zwar nicht so wirkungsvoll, aber besser als gar nichts.

Augen- und Nasentropfen – selbst gemacht

Für eine Augenspülung (siehe Seite 57) und bei verstopfter Nase können Sie die besten Tropfen leicht selbst herstellen: Lösen Sie einfach ein paar Körner (1 Gramm) Salz in 100 Milliliter abgekochtem Wasser auf. Das ergibt die physiologische Kochsalzlösung (isotonische NaCl-Lösung). Mit der Pipette (aus der Apotheke) lässt sie sich gut in Augen und Nase träufeln (siehe Kasten). Diese Tropfen eignen sich ideal zum Abschwellen der Nasenschleimhaut und damit zur Vorbeugung von Mittelohrentzündungen. Denn in gestautem Schnupfensekret können sich Krankheitserreger rasch vermehren und zum Ohr wandern. Kochsalzlösung hält die Nase frei und darf unbegrenzt oft angewendet werden. In der Apotheke ist sie auch in sterilen 2-ml-Ampullen erhältlich.

Mundspülungen und Gurgeln – bei Halsweh

Mit Tees und verschiedenen Lösungen kann Ihr Kind Mundspülungen machen oder gurgeln, wenn es Halsweh hat. Es nimmt dazu aus einem Becher ein wenig der Flüssigkeit in den Mund und spült damit wie nach dem Zähneputzen den Mund aus. Zum Gurgeln hebt es den Kopf nach hinten und gurgelt damit laut im Rachen, ohne die Flüssigkeit zu schlucken. Am besten machen Sie es ihm vor. Allerdings können Kinder erst ab etwa drei Jahren gurgeln, vorher verschlucken sie sich leicht oder sie schlucken die Flüssigkeit einfach hinunter. Das wäre aber nicht weiter schlimm, da wir in diesem Buch ohnehin nur sanfte und natürliche Lösungen empfehlen, die auch geschluckt werden dürfen. Welche Flüssigkeiten sich zum Spülen und Gurgeln eignen, erfahren Sie ab Seite 70 bei den entsprechenden Beschwerden.

Einreibungen – eine Wohltat für Körper und Seele

Bei ganz unterschiedlichen Beschwerden können Sie Ihr Kind mit einer Mischung aus Ölen einreiben und massieren. Das ist nicht nur wohltuend, sondern vermittelt auch Liebe und Wärme. Einreibungen helfen zum Beispiel bei Zerrungen, Verstauchungen

---

TIPP: Tropfen in Augen und Nase geben
Es ist gar nicht so leicht, Augen- und Nasentropfen zu verabreichen, weil sich kleine Kinder manchmal heftig dagegen wehren. Am besten gelingt beides im Liegen.
Für das Einträufeln der Augentropfen ziehen Sie das Unterlid mit Daumen oder Zeigefinger leicht nach unten und geben einen Tropfen in das Unterlid. Beim Schließen der Augen verteilt sich die Flüssigkeit von selbst.
Bei Nasentropfen können Sie versuchen, Ihr Kind mit einem Mobile über dem Wickeltisch abzulenken. Oder es darf vor der Anwendung seinem Schmusetier selbst einen Tropfen in jedes Nasenloch geben.

WOHLTUENDE ESSENZEN: ÄTHERISCHE ÖLE

Ätherisches Öl wird durch Destillation gewonnen und ist die kostbare Essenz einer Pflanze. Es kann in einer Duftlampe verdampft oder mit einem neutralen Pflanzenöl stark verdünnt zur Massage verwendet werden. Als Basisöl (also Öl, mit dem ätherisches Öl zu Massageöl vermischt wird) eignet sich edles Mandelöl ebenso wie ein simples Sonnenblumenöl aus dem Supermarkt. Auf 20 Milliliter Pflanzenöl kommen insgesamt 5 bis 10 Tropfen ätherisches Öl, je nachdem wie stark die jeweiligen ätherischen Öle duften und wie intensiv das Massageöl sein soll. Die ätherischen Öle werden in das Pflanzenöl getropft und gut verrührt oder verschüttelt. Man kann dabei mehrere ätherische Öle nach Belieben kombinieren. Vorsicht: Unverdünnt könnten ätherische Öle die Haut reizen, vor allem bei Kindern!

Neben den ätherischen Ölen gibt es auch Heilpflanzen-Auszugsöle, wie zum Beispiel Johanniskrautöl, auch Rotöl genannt. Dieses Öl braucht nicht verdünnt zu werden.

und Muskelschmerzen. Nach einem Sturz oder einer sportlichen Höchstleistung wirkt eine Einreibung der schmerzenden Stelle mit Arnikatinktur. Hat Ihr Kind sich erkältet, können Sie ihm Brust und Rücken mit Latschenkiefernöl oder (erst ab drei Jahren) mit Pfefferminzöl einreiben (siehe Seite 52). Durchwärmend und entspannend wirken Einreibungen mit Johanniskrautöl (siehe Seite 50). Auch den Blasenbereich, Bauch und Kopf können Sie bei Bedarf einreiben. Die entsprechenden Anwendungen finden Sie ab Seite 50.

Rotlichtbestrahlung – vielseitig anwendbar

Eine einfache und wirkungsvolle Maßnahme sind Bestrahlungen mit einer Rotlichtlampe, die Sie in Sanitäts- oder Elektrogeschäften erhalten. Sie helfen in vielfältiger Weise, ob bei Ohrenschmerzen, vereiterten Nebenhöhlen, Bronchitis oder Abszessen. Das Rotlicht lindert Schmerzen, löst Schleim und fördert die Durchblutung. Ihr Kind sitzt während der Bestrahlung in einem Abstand von etwa einem halben Meter davor. Bestrahlen Sie die betroffenen Bereiche bis zu dreimal täglich etwa zehn Minuten lang.

Der Einlauf – besser als sein Ruf

Der Einlauf ist für viele Eltern eine ungewohnte Maßnahme und kostet sie anfangs etwas Überwindung, weil sie Angst haben, ihrem Kind wehzutun. Sie müssen sich aber keine Sorgen machen. Gerade der Einlauf ist eines der wirkungsvollsten Hausmittel und einfach zu erlernen. Wenn Sie unsicher sind, können Sie sich vorher mit Ihrem Arzt besprechen.

Einläufe wirken vielseitig, etwa bei sehr hohem Fieber, das durch einen Einlauf rund 1 °C gesenkt wird. Aber auch bei Kopfschmerzen, Verstopfung, Durchfall oder Erbrechen helfen Einläufe schnell und sicher.

Als Flüssigkeit für den Einlauf eignet sich neben Wasser Kamillentee. Dazu 1 Esslöffel Kamillenblüten mit 1 Liter kochendem Wasser überbrühen und nach zehn Minuten abseihen. Die Temperatur der Flüssigkeit sollte bei Fieber und Verstopfung etwa 20 °C betragen, bei Kopfschmerzen, Erbrechen und Durchfällen empfiehlt sich ein lauwarmer (30 °C), mit einer Prise Salz versetzter Einlauf. Füllen Sie bei Säuglingen und Babys höchstens 100 Milliliter in eine sogenannte Birnenspritze. Bei Kleinkindern 250 Milliliter in ein Gummiklistier und bei Schulkindern einen halben Liter Flüssigkeit in einen Irrigator (alle aus der Apotheke)

Streichen Sie etwas Salbe (Vaseline) oder ein paar Tropfen Öl auf die Spitze und führen Sie das Klistier wie ein Fieberthermometer etwa drei Zentimeter tief in den After ein. Ihr Kind liegt dabei auf dem Bauch oder auf der Seite. Entleeren Sie dann den Ball der Birnenspritze mit einem kräftigen Druck, damit die Flüssigkeit weit in den Darm gelangt. Halten Sie den Ball gedrückt, bis das Klistier herausgezogen ist, damit die Flüssigkeit nicht wieder eingesaugt wird. Oder lassen Sie die Flüssigkeit aus dem Klistier einlaufen, indem Sie den Behälter etwas höher halten. Ihr Kind soll dabei den Pomuskel schließen – und möglichst lange aushalten, bis es aufs Töpfchen oder die Toilette geht und dem Darmdruck nachgeben kann. Dabei kann man dem Kleinkind helfen, indem man die Pobacken zusammendrückt. Weitere Hinweise finden Sie bei den entsprechenden Beschwerden ab Seite 88.

> **WICHTIG**
> Bei Rotlichtbestrahlung müssen die Augen immer geschlossen bleiben oder zugehalten werden, da Rotlicht den Augen schadet. Kleine Kinder sollten zur Sicherheit unbedingt eine Schutzbrille tragen.

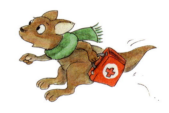

> **TIPP**
> Bewahren Sie Teekräuter in dunklen, gut verschließbaren, trockenen Behältern auf, damit sie ihre Wirkung behalten. Kaufen Sie immer nur kleine Mengen, die innerhalb eines Jahres verbraucht sind.

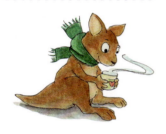

Tees – Kräuter, die heilen

Im nachfolgenden Kapitel finden Sie bei den Behandlungsvorschlägen ab Seite 47 zahlreiche Kräutertees zum Trinken, Gurgeln oder für Auflagen. Die benötigten Kräuter bekommen Sie in der Apotheke. Die Mischungen können Sie am besten gleich dort herstellen lassen.

Mischen Sie die Teekräuter vor dem Gebrauch gut durch. So können sich die unterschiedlich schweren Bestandteile gut verteilen. Wenn Sie ausschließlich Samen verwenden, beispielsweise Kümmel oder Fenchel, können Sie diese vor dem Aufguss mit einem breiten Messer zerquetschen. Auf diese Weise sorgen Sie dafür, dass die ätherischen Öle besonders gut wirken. Oder Sie setzen die Samen kalt an. Dazu lässt man sie als Ganzes mindestens acht Stunden oder über Nacht in kaltem Wasser ziehen und kocht dann alles zusammen kurz auf.

Die richtige Zubereitung

Üblicherweise bereiten Sie Heil- und Kräutertees zu, indem Sie einen Teelöffel getrocknete Kräuter mit einer Tasse kochendem Wasser übergießen. Lassen Sie den Tee dann zugedeckt ziehen, bevor Sie ihn abseihen. Achten Sie darauf, dass das Wasser beim Kochen sprudelt, dann ist es heiß genug, um unsichtbare Pilze abzutöten, die sich auf Kräutern befinden können (Fungusbefall). Der Tee soll immer zugedeckt ziehen, damit heilsame ätherische Öle sich nicht verflüchtigen.

Es gibt grundsätzlich drei verschiedene Zubereitungsweisen für Kräutertee:

Der Aufguss: Wird bevorzugt bei Blättern, ganzem Kraut und Mischungen. Die Kräuter werden mit kochendem Wasser übergossen, das Gefäß wird anschließend zugedeckt. Nach fünf bis zehn Minuten abseihen.

Die Abkochung: Wird bevorzugt bei harten Pflanzenteilen wie Samen, Wurzeln, Rinden. Die Teemischung in der erforderlichen Menge mit kaltem Wasser ansetzen, zum Sieden bringen, fünf bis zehn Minuten lang kochen und abseihen.

Der Kaltauszug: Wird bevorzugt bei zarten Blütentees sowie bei bitteren oder schleimproduzierenden Pflanzen; der Tee schmeckt dann milder und weniger schleimig. Die Teemischung mit Leitungswasser übergießen, für die Dauer von sechs bis acht Stunden bei Raumtemperatur stehen lassen und dann abseihen. Der Tee kann nach dem Abseihen erwärmt werden.

Die wichtigsten Teekräuter

Für Kinder ist Kräutertee das ideale Frühstücksgetränk. Aber auch als Durstlöscher mögen sie ihn, wenn er nur richtig gemischt und zubereitet ist. Aus den folgenden 17 wichtigsten Heilkräutern können Sie unterschiedliche Mischungen bereiten. In Klammern finden Sie das Anwendungsgebiet, wenn Sie einen Tee gezielt gegen eine Beschwerde geben wollen.

- Baldrian (gegen Einschlafschwierigkeiten)
- Brennnessel (zur Blutverbesserung und als Frühjahrskur)
- Brombeerblätter (gegen Durchfall)
- Fenchel (blähungstreibend, entkrampfend)
- Holunderblüten (schweißtreibend bei Erkältungskrankheiten)
- Johanniskraut (zur Nervenstärkung, etwa vor Klassenarbeiten)
- Kamille (bei Infektionskrankheiten)
- Lavendel (wirkt beruhigend)
- Lindenblüten (wirkt schweißtreibend bei Erkältungskrankheiten)
- Melisse (wirkt beruhigend)
- Pfefferminze (hilft bei Erkältungen und Magen-Darm-Störungen)
- Salbei (zum Gurgeln bei Halsweh)
- Spitzwegerich (gegen Husten)
- Stiefmütterchen (zur Behandlung von Hautausschlägen)
- Thymian (gegen Husten und vor allem Schnupfen)
- Veilchen (gegen Husten)
- Verbena (bei allen Arten von Unwohlsein)

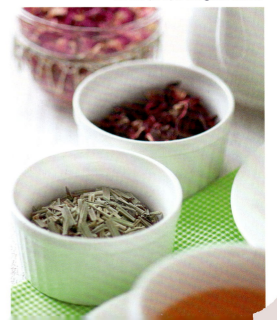

Gegen vielerlei Beschwerden ist ein (Tee-)Kraut gewachsen.

Zaubertrank für Teemuffel

Zugegeben, die meisten Kräuter schmecken tatsächlich etwas gewöhnungsbedürftig. Deshalb ist es kein Wunder, wenn Ihr Kind den Kräutertee nicht so gern trinkt. In diesem Fall können Sie ihn ruhig mit Zitronensaft und Honig (für Kinder ab einem Jahr) beziehungsweise Ahornsirup (für Babys) oder mit etwas Fruchtsaft mischen. Dabei bleibt die Wirkung der Heilpflanzen erhalten. Die Hauptsache ist schließlich, der Tee schmeckt Ihrem Kind und es trinkt ihn!

Zur Behandlung von Erkältungskrankheiten ist es sogar vorteilhaft, den auf Trinktemperatur abgekühlten Tee (für Kinder ab einem Jahr) mit etwas Honig zu süßen, denn das verstärkt die Heilkraft. Bei verdorbenem Magen dagegen verzichten Sie bitte auf Honig.

Sollte es Ihnen partout nicht gelingen, den Tee an den kleinen Patienten zu bringen – nicht einmal mit einem Löffelchen Honig oder Ahornsirup –, können Sie es mit einem kleinen Trick probieren: Geben Sie ihm doch einen »Zaubertrank«, der die Bakterien und Viren wegzaubern kann, oder einen »Krafttrunk«, der viel stärker ist als die Krankheit. Reservieren Sie dafür eine bunte Tasse, die nur bei Krankheit zum Einsatz kommt – und eine kleine Tasse für das ebenfalls kranke Stofftier. Ihr Kind darf mit einem Löffelchen Honig den Zaubertrank vervollkommnen und anschließend mit einem Strohhalm trinken. Wenn Sie dazu noch einen Zauberstab schwingen und ein »Hokuspokus, Fidibus« anstimmen, wird sich die magische Kraft des Tees vollkommen entfalten.

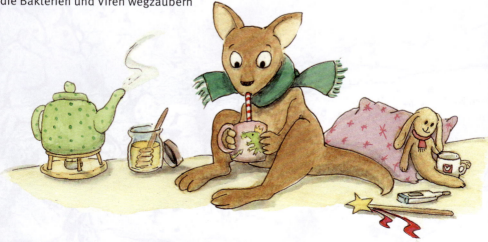

Kinder-Kräuterteemischung

1 Teil Fenchel | 1 Teil Lemongras | 1 Teil Kamillenblüten | 1 Teil Hagebuttenschalen | 1 Teil Hibiskusblüten | 1 Teil Zitronenschalen | 1 Teil Süßholzwurzel | 1 Teil Eisenkraut

Zubereitung: Übergießen Sie einen Teelöffel getrocknete Kräuter mit einer Tasse kochendem Wasser. Lassen Sie den Tee fünf bis zehn Minuten zugedeckt ziehen, bevor Sie ihn abseihen.

Teemischung für das Frühstück

3 Teile Verbenenkraut | 1 Teil Hagebutten | 1 Teil Brennnesselblätter

Zubereitung: Übergießen Sie einen Teelöffel getrocknete Kräuter mit einer Tasse kochendem Wasser. Lassen Sie den Tee fünf bis zehn Minuten zugedeckt ziehen, bevor Sie ihn abseihen.

Teemischung für den Abend

3 Teile Melisse | 1 Teil Johanniskraut | 1 Teil Kamille

Zubereitung: Übergießen Sie einen Teelöffel getrocknete Kräuter mit einer Tasse kochendem Wasser. Lassen Sie den Tee fünf bis zehn Minuten zugedeckt ziehen, bevor Sie ihn abseihen.

Teemischung als Durstlöscher für tagsüber

1 Teil Hibiskusblüten (Malve) | 1 Teil Hagebutte | 1 Teil Apfelschalentee

Zubereitung: Kochen Sie am besten morgens eine Kanne voll Tee. Übergießen Sie dazu 3 gehäufte Esslöffel Kräuter mit der entsprechenden Menge heißem Wasser. Lassen Sie den Tee fünf bis zehn Minuten zugedeckt ziehen und seihen Sie ihn ab. Geben Sie dann den Saft einer halben Zitrone dazu und süßen Sie nach Geschmack mit Honig.

WUSSTEN SIE SCHON …

… dass sich arme Leute in früheren Zeiten nur Wasser als tägliches Getränk leisten konnten und wilde Kräuter vor allem dazu dienten, den Geschmack zu verbessern? Dass die Menschen damit auch etwas für ihre Gesundheit taten, ist heute unumstritten. Denn wer täglich Kräutertee trinkt (jedoch nicht immer nur dieselbe Mischung!), bekommt eine widerstandsfähigere Konstitution und fühlt sich allgemein wohler.

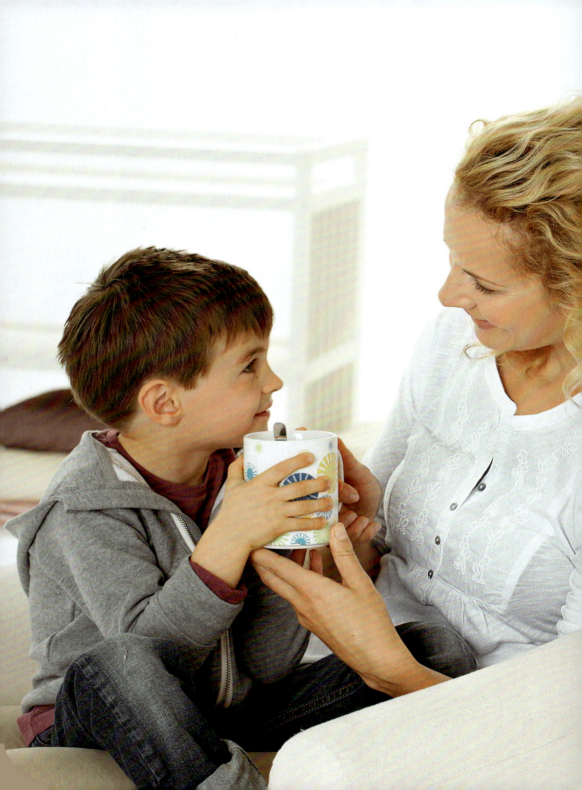

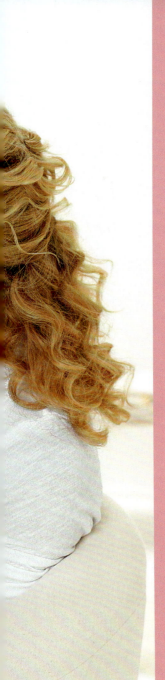

Hilfe für alle Fälle

Hausmittel bieten Ihnen vielfache Möglichkeiten, Ihrem Kind bei Verletzungen und Krankheitssymptomen schonend, schnell und wirkungsvoll zu helfen.

Die Heilkraft des Fiebers unterstützen	38
Wenn Schmerzen plagen	46
Die Atemwege befreien	60
Wenn der Bauch Beschwerden macht	80
Die Haut schützen und heilen	96
Verletzungen richtig behandeln	110
Streicheleinheiten für die Seele	116

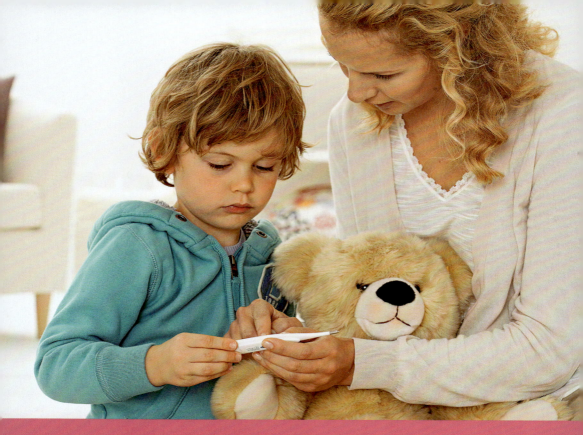

Die Heilkraft des Fiebers unterstützen

Mit Fieber wehrt sich der Körper auf natürliche Weise gegen eine Erkrankung, indem er Hitze erzeugt. Die erhöhte Temperatur macht Viren und Bakterien inaktiv, regt den Stoffwechsel an und erhöht die Produktion von körpereigenen Abwehrstoffen. So hat Fieber eine wichtige Funktion, die Sie nicht durch zu frühes Bekämpfen stören sollten. Auf den folgenden Seiten erfahren Sie, wie Sie am besten mit Fieber umgehen und es bei Bedarf senken können.

Auf den Allgemeinzustand kommt es an

Die normale Körpertemperatur eines gesunden Kindes liegt bei 37,5 °C, darüber hat es eine erhöhte Temperatur. Ab 38 °C spricht man von Fieber, ab 39 °C von hohem Fieber. Allerdings fiebern Kinder unterschiedlich stark, deshalb sagt die Höhe der Temperatur nicht unbedingt etwas darüber aus, ob das Kind einen banalen (harmlosen) Infekt oder eine ernstere Erkrankung hat.

Erkennen können Sie normales Fieber an einem heißen und geröteten Gesicht, an kühler und blasser Haut und an müde wirkenden Augen. Manche Kinder sind auch quengelig und schläfrig oder wollen nichts essen. Andere dagegen sind trotz des Fiebers relativ munter und gut gelaunt.

Es gibt aber auch Zeichen, die in vielen Fällen auf eine ernstere Erkrankung hindeuten:

❀ Das Kind ist auffallend blass, lethargisch und müde.
❀ Es atmet sichtlich angestrengt.

FIEBER MESSEN – SO MACHEN SIE ES RICHTIG

Heute gibt es viele unterschiedliche Fieberthermometer auf dem Markt, vom Digital- bis zum Stirnthermometer. Am genauesten ist ein Digitalthermometer. Zur ersten Orientierung reicht es, die Temperatur an der Stirn oder an der Hand zu messen, aber genaue Werte erhalten Sie nur bei der Messung im Po (rektal). Das funktioniert am einfachsten, wenn Sie vorher einen Tupfer Creme auf die Spitze des Thermometers geben. Erklären Sie Ihrem Kind, was Sie tun und warum, denn auch wenn das Fiebermessen nicht wehtut, empfinden es Kinder oft als unangenehm. Wickelkinder legen Sie zum Messen am besten auf den Rücken und drücken die Oberschenkel nach oben. So können Sie gut sehen, was Sie tun. Ältere Kinder drehen sich am besten mit etwas angezogenen Beinen zur Seite, während das Thermometer eingeführt wird. Dann drücken Sie den Po etwas zusammen, damit das Thermometer nicht hinausrutscht. Nach etwa ein bis anderthalb Minuten können Sie es herausziehen und die Temperatur ablesen; ein digitales Thermometer piepst. Vor allem bei kleinen Kindern und bei hohem Fieber ist regelmäßiges Messen wichtig, um Temperaturveränderungen zu bemerken. Allerdings sollten Sie Ihr Kind nicht aufwecken oder permanent mit Fiebermessen stören.

Holen Sie dann immer ärztlichen Rat ein! Das gilt auch, wenn

❀ ein Baby unter sechs Monaten fiebert,
❀ Sie bei Ihrem Kind ab einem Jahr nach mehr als 24 Stunden immer noch über 39 °C messen,
❀ das Fieber länger als drei Tage anhält,
❀ Ihr Kind einen Fieberkrampf hatte,
❀ das Fieber trotz fiebersenkender Maßnahmen nicht merklich zurückgeht,
❀ Ihr Kind Ihnen sonderbar vorkommt (verlassen Sie sich dabei ruhig auf Ihr Gefühl),
❀ Ihr Kind tagelang nicht essen will, keinen Stuhlgang hat und kaum Wasser lassen muss,
❀ weitere Krankheitszeichen auftauchen, zum Beispiel Teilnahmslosigkeit, Kopfschmerzen, Durchfall, Erbrechen, Bauchschmerzen, Hautausschläge,
❀ und grundsätzlich immer, wenn Sie unsicher sind.

Teilen Sie Ihre Beobachtungen dem Kinderarzt mit, denn sie können für die Diagnose wichtige Hinweise geben.

Ein Temperaturanstieg ist nicht immer krankheitsbedingt. Er kann auch andere Ursachen haben – etwa einen Hitzestau bei zu warmer Kleidung, zu wenig Flüssigkeitszufuhr, einen Sonnenstich oder starke seelische Erregung, zum Beispiel nach langen Schreiphasen oder bei großer Aufregung. Zudem steigt die Körpertemperatur im Lauf des Tages um etwa 0,5 °C an, bis am späten Nachmittag das Maximum erreicht wird. Auch deshalb ist es so wichtig, dass Sie genau hinschauen und Ihr Kind beobachten, wenn seine Körpertemperatur erhöht ist.

Bremsen Sie den Aktivitätsdrang Ihres Kindes

Auch wenn viele Kinder trotz Fieber erstaunlich munter sind, brauchen sie Schonung. Das bedeutet, das Kind sollte nicht nach draußen gehen, sondern Bett- oder zumindest Zimmerruhe halten. Es braucht jetzt Entspannung und reichlich Schlaf. So kann der Körper seine Energie nutzen, um sich mit der Krankheit auseinandersetzen.

WICHTIG
Ziehen Sie Ihren fiebernden kleinen Patienten nicht zu warm an, am besten eignet sich dünne Baumwollkleidung, da sie Feuchtigkeit gut aufnimmt. Wechseln Sie feuchte Kleidung und Wäsche möglichst rasch und lassen Sie ein fieberndes Kind nicht baden!

Ähnliches gilt für das Essen: Ein fieberndes Kind hat oft keinen oder nur sehr wenig Appetit. Bieten Sie ihm leichte Kost wie Obstkompott oder gedünstetes Gemüse an und zwingen Sie es jetzt auf keinen Fall zu essen. Wenn es wenig isst, wird sein Magen-Darm-Trakt nicht unnötig belastet. Außerdem bieten sich Reis, Pellkartoffeln, Kartoffelpüree oder Pudding und natürlich auch frisches Obst als Schonkost bei Fieber an.

Ihr Kind soll jedoch reichlich trinken, da es durch das Fieber viel Flüssigkeit verliert. Bieten Sie ihm etwa alle halbe Stunde etwas zu trinken an, am besten Tees, Säfte, Wasser oder Zitronenwasser – je nachdem, was Ihr Kind bevorzugt.

Fieber senken – nur so weit nötig

Es ist nach heutigen Erkenntnissen nur selten sinnvoll, Fieber zu senken oder zu bekämpfen, da sonst ein wichtiges Instrument der körpereigenen Abwehr ausgehebelt würde (siehe Seite 38).

Leidet Ihr Kind sehr unter dem Fieber und wirkt es zunehmend erschöpft, sollten Sie mit fiebersenkenden Maßnahmen beginnen. Geeignete Mittel gibt es als Zäpfchen, Saft, Tropfen oder Tabletten. Sie sollen aber nur nach Rücksprache mit dem Arzt gegeben werden. Wesentlich sanfter wirken Hausmittel (siehe ab Seite 42).

Fieberanstieg: Jetzt hilft Wärme

Vor der eigentlichen Fieberphase kommt es meist zu einer Phase des Fieberanstiegs, in der das Kind bereits krank wirkt. Es fröstelt, seine Hände und Füße fühlen sich kalt an, gleichzeitig ist der Kopf heiß und eine erhöhte Temperatur messbar. Jetzt braucht Ihr Kind Wärme, etwa warme Kräutertees aus Holunder- oder Lindenblüten, Pulswickel, eine Wärmflasche oder ein ansteigendes Fußbad (Seite 27). Ziehen Sie es warm genug an und streifen Sie ihm Wollsocken über die Füße. Wenden Sie keine fiebersenkenden Methoden an, solange Ihr Kind fröstelt!

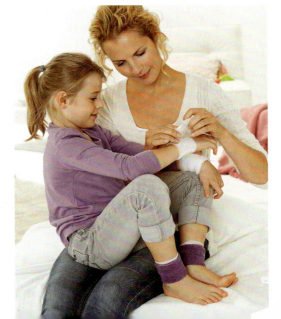

Wenn Ihr Kind fröstelt, tun ihm wärmende Pulswickel gut.

Pulswickel

Bei ansteigendem Fieber und wenn Ihr Kind fröstelt, helfen ihm Pulswickel mit Zitrone:

* Falten Sie vier Baumwolltücher der Länge nach und rollen Sie sie von beiden Seiten zur Mitte hin auf.
* Geben Sie eine halbierte und kreuzweise eingeschnittene Zitrone in heißes Wasser und drücken Sie diese mit einem Kartoffelstampfer oder einem Glas aus, um auch das ätherische Öl aus der Zitronenschale im Wasser aufzufangen.
* Tauchen Sie die Tücher ein und drücken Sie die Feuchtigkeit in einem Handtuch aus.
* Legen Sie jeweils ein Tuch auf die Armgelenke, danach auf die Fußgelenke. Umwickeln Sie die Tücher straff mit einem Wollschal oder mit Wollsocken.
* Erneuern Sie die Wickel dreimal nach jeweils zehn Minuten.
* Wiederholen Sie die Prozedur nach einer Stunde, falls die Gliedmaßen noch nicht warm geworden sind.

> **TIPP**
> Pulswickel sind vielseitig einsetzbar. Sie können sie zum Beispiel auch bei Kopfschmerzen und Kreislaufproblemen verwenden. Beachten Sie dabei den Grundsatz: Warme Wickel auf kühle Haut und kühle Wickel auf überhitzte Haut.

Kneipp-Fiebertee

Ihr Kind kann mehrmals am Tag eine Tasse Fiebertee trinken. Er wirkt schweißtreibend und hilft, das Fieber schneller zu senken.

* Mischen Sie je 30 Gramm Holunderblüten und Lindenblüten mit je 20 Gramm Spierstrauchblüten (Mädesüß, *Filipendula ulmaria*) und Hagebuttenschalen.
* Geben Sie davon 1 Esslöffel in eine Kanne und füllen Sie einen Viertelliter kochendes Wasser dazu.
* Lassen Sie den Tee zehn Minuten zugedeckt ziehen, bevor Sie ihn durchseihen.

Zitronenwasser

Zitronenwasser eignet sich hervorragend als Getränk für fiebernde Kinder – egal in welcher Phase:

* Pressen Sie eine Zitrone aus und geben Sie den Saft in 125 Milliliter kaltes oder lauwarmes Wasser.
* Honig (für Kinder ab einem Jahr) versüßt den sauren Trunk.

Die Heilkraft des Fiebers unterstützen

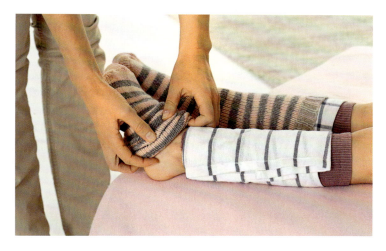

Wadenwickel sollten bei Bedarf mehrmals nacheinander erneuert werden.

Hilfe in der Fieberphase

Ist der Temperaturanstieg beendet, friert Ihr Kind nicht mehr, sondern ist am ganzen Körper sehr warm und beginnt zu schwitzen, um die Wärme abzuleiten. Jetzt können Sie ihm – falls nötig – beim Entfiebern helfen, indem Sie ihm Wadenwickel anlegen, Waschungen durchführen oder einen Einlauf machen. Auch in dieser Phase soll es viel trinken.

Der Klassiker: Wadenwickel

Wadenwickel eignen sich für Kinder ab einem halben Jahr. Sie können das Fieber bis zu 1 °C senken. Für einen Wadenwickel zum Fiebersenken gehen Sie wie ab Seite 23 beschrieben vor:

* Falten Sie ein Baumwoll- oder Leinentuch mehrfach längs, genau so breit, dass es faltenfrei zwischen Knie und Knöchel liegen kann. Schneller geht es, wenn Sie alte Baumwollkniestrümpfe nehmen, von denen Sie die Fußteile einfach abschneiden (siehe Foto oben).
* Tauchen Sie Tuch oder Strumpf in lauwarmes Wasser. Dann gut auswringen, das Tuch glatt streichen und faltenfrei um den Unterschenkel wickeln beziehungsweise den abgeschnittenen Strumpf überziehen.

> **WICHTIG**
> Wie alle kühlen Wickel dürfen Sie Wadenwickel nur anwenden, wenn die Gliedmaßen heiß sind – andernfalls befindet sich Ihr Kind noch in der Phase des Fieberanstiegs mit Frösteln, in der warme Pulswickel (siehe Seite 42) angesagt sind.

TIPP

In das Wasser für die Wickel oder die Waschungen können Sie einen Schuss Essig oder einen Esslöffel Salz geben. Das erfrischt und verstärkt die Wirkung.

❀ Darüber kommen jeweils ein trockenes Tuch und ein Seiden- oder Wollschal. Geeignet sind auch Wollkniestrümpfe.

❀ Dasselbe wiederholen Sie für das andere Bein.

❀ Danach decken Sie die Beine zu. Fühlen Sie nach etwa zehn Minuten, ob die feuchten Innentücher bereits warm sind (am besten stecken Sie einen Finger unter den Wickel). In diesem Fall legen Sie erneut Wickel an, wie oben beschrieben. Bis zu viermal müssen die Wickel erneuert werden. Nach etwa 30 bis 40 Minuten können Sie die Tücher endgültig abnehmen und die Beine gut abtrocknen. Decken Sie Ihr Kind zu und lassen Sie es ruhen.

Eine Stunde später (oder länger, falls Ihr Kind eingeschlafen ist) messen Sie das Fieber. Wenn es nicht oder nur unwesentlich zurückgegangen ist, können Sie jetzt erneut Wickel auflegen. Beachten Sie aber, dass eine Senkung um mehr als 1 °C problematisch wäre, da sie Herz und Kreislauf zu sehr belastet. Verwenden Sie für die neuen Wickel am besten frische Tücher, da in den alten Schlackenstoffe enthalten sind. Anschließend sollte Ihr Kind am besten Bettruhe einhalten.

Waschung zum Fiebersenken

Schonend und effektiv sind Körperwaschungen. Sie senken das Fieber, stärken Herz und Kreislauf und transportieren die Giftstoffe, die mit dem Schweiß ausgeschieden wurden, schnell über die Haut ab. Zudem sind sie schon für Säuglinge geeignet – bei ihnen genügen Waschungen an den Unterarmen.

❀ Tauchen Sie einen Waschlappen in eine Schüssel mit lauwarmem Wasser, bei Babys sollte es fast körperwarm sein.

❀ Wringen Sie ihn anschließend gut aus und reiben Sie Ihr Kind damit zügig ab. Zuerst den rechten Unter- und Oberarm, dann den linken. Danach den rechten Unter- und Oberschenkel, anschließend den linken.

❀ Hinterher trocknen Sie Ihr Kind nicht ab, sondern wickeln es in ein großes Handtuch und legen es ins Bett.

❀ Wiederholen Sie die Waschung bei hohem Fieber etwa jede

Stunde, sonst in größeren Abständen, bis es Ihrem kleinen Patienten besser geht.

Mit einem Einlauf helfen

Auch mit einem Einlauf kann man Fieber schon bei Kindern ab dem Säuglingsalter um etwa 1 °C senken. Gleichzeitig entlastet man so den Organismus von Abbauprodukten, die ihn schwächen, und führt dem Körper dringend benötigte Flüssigkeit zu (siehe Seite 88).

✿ Führen Sie den Einlauf wie auf Seite 31 beschrieben durch. Nehmen Sie bei Fieber Wasser mit einer Temperatur von etwa 36 °C.
✿ Führen Sie pro Tag nicht mehr als einen Einlauf durch.

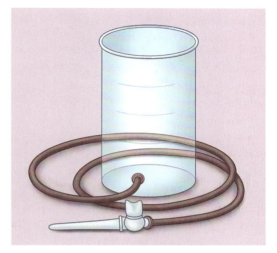

Ein Irrigator ist bereits für Schulkinder geeignet.

Kräutertee bei Fieber

Der folgende Tee wirkt leicht fiebersenkend und stärkt das Immunsystem:

✿ Mischen Sie je 10 Gramm Weidenrinde, Mädesüßblüten und Kunigundenkraut (auch Wasserdost genannt) sowie 20 Gramm Melissenblätter.
✿ Überbrühen Sie 3 Teelöffel dieser Mischung mit einem Viertelliter kochendem Wasser.
✿ Wenn der Tee zehn Minuten zugedeckt gezogen hat, können Sie ihn durchseihen. Am besten trinkt ihn Ihr Kind in kleinen Schlucken.

Holundertee

✿ Geben Sie 1 Teelöffel getrocknete schwarze Holunterbeeren in ein Teesieb und übergießen Sie es mit einer Tasse siedendem Wasser.
✿ Das Sieb nach fünf Minuten herausnehmen.
✿ Sie können Ihrem Kind mehrmals am Tag eine Tasse Holundertee anbieten.

> **WICHTIG**
> Sinkt das Fieber durch die beschriebenen Maßnahmen nicht, sollten Sie bei hohem Fieber ein Fieberzäpfchen geben und den Kinderarzt aufsuchen.

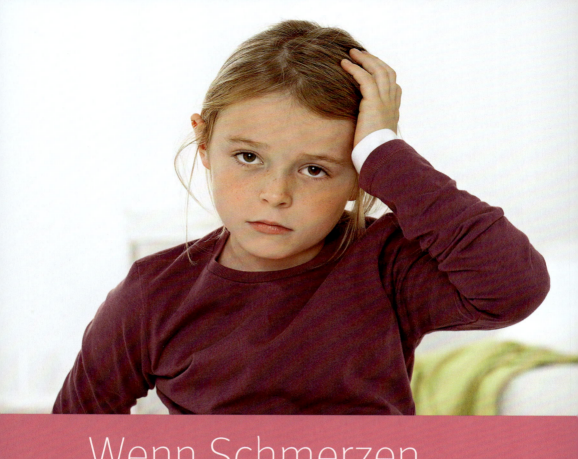

Wenn Schmerzen plagen

Viele Krankheiten gehen mit Schmerzen einher, die von Entzündungen oder Infekten ausgelöst werden. Durch Schmerzen sendet der Körper ein Signal: Hier ist etwas nicht in Ordnung! Da heißt es genauer hinsehen und die Ursache herausfinden. Häufig kann das nur ein Arzt oder Heilpraktiker, doch Sie können auch selbst etwas tun: nämlich mit Hausmitteln für Linderung sorgen oder Ihrem Kind die Schmerzen nehmen.

Wenn Schmerzen plagen 47

Der Bauch tut weh

Wenn Kinder über Schmerzen klagen und man sie fragt, wo es ihnen wehtut, zeigen sie häufig als Erstes auf ihren Bauch. Dabei ordnen sie auch unbestimmte Schmerzen gern dem Bauchbereich zu oder nehmen sie dort wahr.

Bauchschmerzen können jedenfalls viele Ursachen haben. Die Angst, dass den Eltern etwas passieren könnte oder die Schulprobe schlecht ausfällt, kann sich genauso im Bauch niederschlagen wie ein zu reichhaltiges Essen oder eine gestörte Verdauung mit Blähungen.

Bei offensichtlich schwächerem Bauchweh ohne weitere Symptome können Sie erst einmal selbst behandeln. Dabei steht an erster Stelle Ihre Fürsorge. Gerade unbestimmte Bauchschmerzen sind oft eine versteckte Bitte um besondere Zuwendung. Eine solche »Wärmeanwendung« können Sie noch durch Wärme von außen, mit einer wärmenden Auflage, und von innen, mit warmem Tee, unterstützen.

✿ Als Auflagen verwenden Sie Trauben-, Moor- und Kirschkernkissen oder herkömmliche Wärmflaschen (siehe Seite 25). Manchen Kindern hilft es, wenn sie sich mit der Wärmflasche auf dem Bauch in Seitenlage ins Bett legen und die Beine anziehen.

✿ Wenn das Bauchweh von einer festsitzenden Blähung herrührt, bringt oft Bewegung wie ein Spaziergang oder Treppensteigen Besserung.

> **WICHTIG**
> Auch ein Magen-Darm-Infekt (siehe Seite 84) oder eine Blinddarmentzündung (siehe Seite 84) verursachen Bauchschmerzen. Deshalb sollten Sie bei starkem oder anhaltendem Bauchweh mit Ihrem Kind zum Arzt oder Heilpraktiker gehen, damit dieser die Ursache abklären kann.

Tees aus Fenchel und Co.

Die Gewürze Fenchel, Anis und Kümmel sind die klassischen Bauchmittel. Zerdrücken Sie die Samen und mischen Sie sie (oder setzen Sie diese über Nacht an, siehe Seite 32). Sie können auch nur Fenchel allein verwenden.

✿ Nehmen Sie einen Esslöffel der Mischung für einen Viertelliter kochendes Wasser und seihen Sie den Tee nach fünf Minuten ab. Lassen Sie Ihr Kind ein oder zwei Tassen lauwarm trinken.

✿ Sie können auch zu gleichen Teilen Kümmel-, Fenchel- und Anissamen, Pfefferminzblätter und Kamillenblüten mischen.

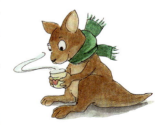

WICHTIG: BLINDDARMENTZÜNDUNG

Wichtigstes Indiz für eine Blinddarmentzündung sind anhaltende Bauchschmerzen, die mit Brechreiz oder Erbrechen kombiniert sein können. Zu Beginn der Erkrankung kommt es häufig zu Schmerzen im Bereich des Bauchnabels und der oberen Bauchhälfte. Diese wandern nach einigen Stunden in den unteren Teil der rechten Bauchhälfte. Sie werden beim Gehen heftiger empfunden. Der Patient mag nicht essen, ihm ist übel. Es kann zu Fieber kommen, das allerdings nur bei zwei Dritteln der Blinddarmpatienten auftritt. Besteht der Verdacht auf eine Blinddarmentzündung, dürfen Sie keine Wärme anwenden. Verzichten Sie dann unbedingt auf einen warmen Bauchwickel und eine Wärmflasche! Gehen Sie zum Arzt oder Heilpraktiker! Dieser muss den Bauch abtasten, um die Schmerzen genau lokalisieren zu können. Dabei helfen ihm bestimmte Schmerzpunkte, die den Verdacht auf Blinddarmentzündung bestätigen.

Überbrühen Sie 1 gestrichenen Esslöffel mit einer Tasse kochendem Wasser. Zehn Minuten zugedeckt ziehen lassen und abseihen. Warm zu trinken geben.

✿ Eine weitere Variante: Mischen Sie zu gleichen Teilen Kamillenblüten, Pfefferminzblätter, Baldrianwurzel und Kümmelsamen. Überbrühen Sie 1 Teelöffel davon mit einer Tasse kochendem Wasser. Zehn Minuten zugedeckt ziehen lassen und abseihen. Warm zu trinken geben.

Tee aus Zitronenmelisse

✿ Sie können aus frischer oder getrockneter Melisse einen Tee zubereiten. Übergießen Sie eine Handvoll Blätter oder 1 Esslöffel Kraut mit einem Viertelliter kochendem Wasser. Zehn Minuten zugedeckt ziehen lassen, abseihen und Ihrem Kind ein bis zwei Tassen zu trinken geben. Schmeckt auch kalt gut.

Tee aus Johanniskraut und Kamille

✿ Übergießen Sie 1 Teelöffel Johanniskraut und 1 Teelöffel Kamillenblüten mit einem Viertelliter kochendem Wasser. Zugedeckt zehn Minuten ziehen lassen, abseihen und Ihr Kind in kleinen Schlucken trinken lassen. Sie können auch ausschließlich Johanniskraut oder Kamille verwenden.

Anserinen-Milch
Pfarrer Kneipp empfahl bei Bauchweh und Koliken vor allem die Anserinen-Milch.
✿ Übergießen Sie 1 Esslöffel getrocknetes Gänsefingerkraut (Potentilla anserina, aus der Apotheke) mit einer großen Tasse sehr heißer Milch. Zugedeckt zehn Minuten ziehen lassen und heiß trinken (für Kinder ab zwei Jahren).

Sanfte Bauchmassage
Eine Wohltat für ein schmerzgeplagtes Bäuchlein ist eine sanfte, kreisende Bauchmassage. Sie löst Verspannungen im Unterleib, wärmt, entspannt und regt die Verdauung an. Wenn Ihr Kind es lieber mag, können Sie stattdessen auch die Fußsohlen massieren – das beruhigt den Bauch über Reflexpunkte. Achten Sie darauf, dass Ihre Hände warm sind, bevor Sie das nackte Bäuchlein berühren.

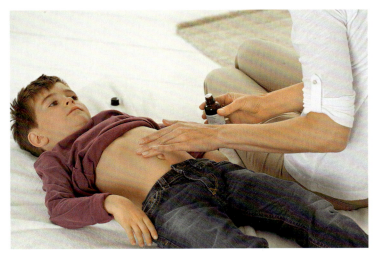

Bauchweh ade: Massieren Sie Ihr Kind in sanften Kreisbewegungen um den Nabel herum.

> **WICHTIG**
> Beachten Sie bitte, dass Johanniskrautöl die Empfindlichkeit der Haut gegen Sonneneinstrahlung erhöht. Setzen Sie also nach der Anwendung Ihr Kind nicht der Sonne aus.

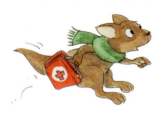

✿ Geben Sie etwas Johanniskrautöl in Ihre Hand – bei Koliken mischen Sie einen Tropfen ätherisches Melissenöl dazu – und streichen Sie sanft mit der flachen Hand in ruhigen, kreisenden Bewegungen im Uhrzeigersinn (wie der Darmverlauf) um den Bauchnabel.

✿ Ziehen Sie die Kreise langsam immer größer, bis zum Rippenbogen und Schambein, und anschließend wieder kleiner. Sitzen die Beschwerden mehr im Magen, ziehen Sie die Kreise nur zwischen Nabel und Rippenbogen. Am Ende der Massage legen Sie Ihre Hand einige Sekunden auf die Bauchmitte.

✿ Im Anschluss daran können Sie eine Bauchkompresse oder einen Bauchwickel anlegen, wie im Folgenden beschrieben.

Bauchkompresse

Ob bei Koliken von Babys oder Bauchweh bei größeren Kindern: eine warme Leinsamenkompresse ist ein bewährtes Hausmittel.

✿ Kochen Sie dazu 1 Tasse Leinsamen in Wasser (gut bedeckt) auf. Gießen Sie den Brei anschließend in die Mitte eines Tuches und schlagen Sie dieses von allen Seiten ein.

✿ Legen Sie die Kompresse so heiß wie möglich auf den Bauch Ihres Kindes. Prüfen Sie dazu vorher die Temperatur eine Minute mit Ihrem Handrücken!

✿ Decken Sie Ihr Kind warm zu oder legen Sie es bäuchlings über eine Wärmflasche.

✿ Nehmen Sie den Umschlag nach etwa einer halben Stunde ab. Sie können die Anwendung bei Bedarf nach einer Stunde wiederholen.

Die Wirkung der Bauchkompresse können Sie verstärken, wenn Sie vorher den Bauch Ihres Kindes mit ein paar Tropfen Bauchweh-Öl (siehe Seite 51) sanft einreiben.

Bauchwickel

✿ Übergießen Sie 1 Esslöffel Kamillenblüten mit einem halben Liter kochendem Wasser. Lassen Sie den Tee zugedeckt fünf bis zehn Minuten ziehen.

❀ Falten Sie ein Frotteehandtuch längs und tauchen Sie es in den Tee. Wringen Sie es gut aus und legen Sie es möglichst warm auf den Bauch. Darüber wickeln Sie zunächst ein trockenes Handtuch, anschließend einen Wollschal.

❀ Lassen Sie den Wickel 15 Minuten auf dem schmerzenden Bauch. Wiederholen Sie die Anwendung frühestens nach einer Stunde, wenn Ihr Kind noch immer Schmerzen hat.

Bitte beachten Sie: Bei Verdacht auf Blinddarmentzündung (siehe Seite 48) sollten Sie auf keinen Fall warme Bauchwickel oder eine Wärmflasche anwenden, da dies die Entzündung und die Schmerzen noch verstärken würde!

TIPP: Das hilft dem Baby
Viele Säuglinge haben mit Blähungen und Dreimonatskoliken zu kämpfen. Linderung verschafft zum Beispiel eine sanfte Bauchmassage mit Bauchwehöl (siehe unten). Auch eine Babymassage mit Johanniskrautöl, ein warmes Traubenkernkissen oder Kümmelzäpfchen (aus der Apotheke) können helfen.

Bauchweh-Öl

Ein bewährtes Massageöl gegen Blähungen und Bauchweh:
❀ Geben Sie zu 20 Milliliter Mandelöl in einem Fläschchen je 2 bis 3 Tropfen ätherisches Öl von Kümmel, Quendel (Thymus serpyllum, erhältlich in Naturkostläden oder in der Apotheke) und Koriander. Die Ölmischung gut verschütteln.

Der Kopf schmerzt

Ähnlich wie Bauchschmerzen können auch Kopfschmerzen ganz unterschiedliche Ursachen haben. Manchmal sind sie ein Begleitsymptom bei Infekten, manchmal treten sie nach einer Kopfverletzung oder einem Sturz auf. Auch Sehfehler oder psychische Belastungen wie Ängste und Stress können Kopfschmerzen zur Folge haben.

Für Sie als Eltern steht eine ganze Reihe von Hausmitteln zur Verfügung, mit denen Sie Ihrem Kind helfen können. Bei wiederkehrenden und bei mehrere Tage anhaltenden Kopfschmerzen sollte jedoch ein Arzt oder Heilpraktiker die Ursache klären und Ihr Kind bei Bedarf naturheilkundlich oder klassisch-homöopathisch behandeln.

Wärme oder Kälte?

Probieren Sie aus, ob Ihrem Kind jetzt Wärme oder Kälte angenehmer ist. Denn manchmal genügt schon eine Wärmflasche oder ein Kühlpad, um die Plage im Kopf zu vertreiben. Die Auflagen können auf Stirn, Schläfen oder Nacken gelegt werden.

Ist eine Erkältung oder eine Schwellung der Schleimhäute der Nasennebenhöhlen die Ursache der Kopfschmerzen, helfen neben abschwellenden Nasentropfen (siehe Seite 61) vor allem Wärmeanwendungen. Dafür eignen sich eine Kartoffelauflage (siehe unten), ein erwärmtes Kirschkernkissen oder Rotlichtbestrahlungen (siehe Seite 55).

Für einen kühlen Kopf sorgen zerstoßene Eiswürfel, die Sie in eine Plastiktüte füllen, mit einem Handtuch umwickeln und für höchstens eine Minute in den Nacken, auf die Stirn oder die Schläfen halten. Nach einigen Minuten Pause können Sie die Maßnahme mehrmals wiederholen. Weniger kalt ist ein Kühlpad aus dem Kühlschrank oder ein feuchter, kalter Waschlappen. Bei Schulkindern können Sie die Schläfen oder die Stirn mit wenigen Tropfen Pfefferminzöl einreiben.

Öleinreibung

Neigt Ihr Kind zu Kopfschmerzen, können Sie es mit einer Ölmischung einreiben.

✿ Verdünnen Sie einen Teil ätherisches Lavendelöl mit neun Teilen neutralem Öl, etwa Olivenöl, und reiben Sie damit den Nacken und die Schultern Ihres Kindes ein – auch Stirn und Schläfen, wenn es das mag –, am besten abends vor dem Schlafen. Morgens und tagsüber nehmen Sie ätherisches Rosmarinöl (siehe Seite 27).

✿ Sie können Ihrem Kind auch die Füße massieren, wenn es Kopfschmerzen hat. Nehmen Sie dazu verdünntes (wie oben) ätherisches Öl von Wacholder, Zypresse und Zitrone (gemeinsam und auch einzeln wirksam).

**WICHTIG:
VORSICHT MIT PFEFFERMINZÖL!**
Bei Säuglingen und Kleinkindern darf Pfefferminzöl unter keinen Umständen im Bereich des Gesichts, speziell der Nase, aufgetragen werden! Denn dies kann zu Krampfhusten und möglicherweise sogar zu Erstickungsanfällen führen.

Fußbad mit Senfmehl

Leidet Ihr Kind an anfallsartigen Kopfschmerzen, hilft ein Fußbad mit Senfmehl (ab dem sechsten Lebensjahr).

❀ Füllen Sie etwa zehn Liter körperwarmes Wasser in einen Eimer. Geben Sie 1 Tasse Senfmehl (aus der Apotheke) dazu und rühren Sie so lange, bis sich das Mehl aufgelöst hat. Ihr Kind badet seine Füße bis zu den Waden etwa zehn Minuten darin, bei Bedarf bis zu zweimal täglich.

Kartoffel-Packung

Ist die Ursache der Kopfschmerzen eine Erkältung, kann eine Kartoffelauflage helfen:

❀ Zerdrücken Sie etwa ein Pfund heiße, ungeschälte Pellkartoffeln in der Mitte eines Leinentuchs und schlagen Sie die Seiten darüber. Legen Sie die Packung so warm wie möglich, aber nicht zu heiß (bitte mit dem Handrücken prüfen!) auf die Stirn Ihres Kindes. Eventuell können Sie noch ein Tuch dazwischenlegen. Ihr Kind sollte sich für die Anwendung hinlegen und am besten die Augen schließen.

❀ Sie können die Auflage bis zu viermal täglich wiederholen.

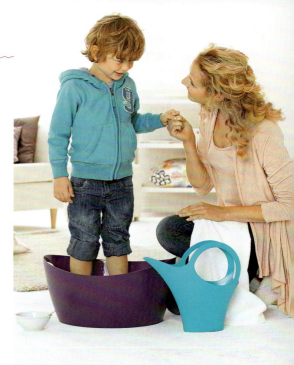

Ein Fußbad mit Senfmehl lindert anfallartige Kopfschmerzen.

Tees bei Kopfschmerzen

Gegen Kopfschmerzen hilft es, viel zu trinken. Neben Wasser sind dafür insbesondere die folgenden Tees zu empfehlen:

❀ Zerkleinern Sie 1 Esslöffel Wacholderbeeren mit dem Mörser oder zerdrücken Sie sie mit der flachen Seite eines breiten Messers und überbrühen Sie diese dann mit einer großen Tasse kochendem Wasser. Nach zehn Minuten abseihen und warm zu trinken geben.

❀ Auch Melissen- und Hibiskusblütentee können Kopfschmerzen lindern, ebenso ein Rotbuschtee mit zwei Gewürznelken oder ein Tee aus Weidenrinde.

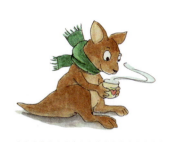

Pestwurz gegen Migräne

Schon Kinder können unter Migräneanfällen leiden. Oft schmerzt der ganze Kopf, nicht nur eine Seite wie bei Erwachsenen. Während eines Anfalls fallen die Kinder durch Teilnahmslosigkeit, Lustlosigkeit, Müdigkeit und Blässe auf. Zusätzlich haben sie meist ähnliche Beschwerden, wie man sie von der Migräne bei Erwachsenen kennt, vor allem Übelkeit und Erbrechen. Neben der schulmedizinischen oder homöopathischen Betreuung können Sie eine Langzeittherapie von vier bis maximal sechs Wochen pro Jahr mit Pestwurz (Petasites hybridus, aus der Apotheke) versuchen. Diese Pflanze wirkt entkrampfend, weshalb sie sich gerade bei Migräne sehr bewährt hat.

❀ Übergießen Sie zwei Teelöffel der getrockneten Pflanze mit einem Viertelliter kochendem Wasser. Lassen Sie den Tee 15 Minuten ziehen. Ihr Kind sollte bis zu drei Tassen am Tag trinken.

TIPP
Geben Sie Ihrem Kind den Pestwurztee kontinuierlich über einen längeren Zeitraum vorbeugend zu trinken und nicht erst beim akuten Migräneanfall. Statt Tee können Sie auch ein Fertigpräparat aus der Apotheke verabreichen.

Auch das hilft gegen Kopfschmerzen

Kopfschmerzen können Sie auf vielerlei Weisen vorbeugen oder lindern:

❀ Ihr Kind sollte viel trinken, denn Wassermangel verursacht Kopfschmerzen.
❀ Reichlich Bewegung an der frischen Luft erhöht die Sauerstoffzufuhr, auch im Kopf.
❀ Ihr Kind kann seine Unterarme für ein paar Minuten in eiskaltes Wasser legen.
❀ Es sollte sich im abgedunkelten Zimmer hinlegen und entspannen.
❀ Massieren Sie einige Minuten die schmerzenden Stellen mit Zeige- und Mittelfinger und üben Sie dabei leichten Druck aus – aber achten Sie darauf, ob das Ihrem Kind angenehm ist.
❀ Ist Stress der Auslöser der Kopfschmerzen, kann Ihr Kind Methoden zur Stressbewältigung wie Yoga oder Entspannungsübungen erlernen.
❀ Bedenken Sie, dass Fernsehen und Computern die Neigung zu Kopfschmerzen verstärken.

✿ Auch wenn Ihr Kind viel Kristallzucker oder Süßigkeiten zu sich nimmt, begünstigt das Kopfschmerzen. Eine mögliche gesunde Alternative sind Datteln.

Ohrenschmerzen lindern

Entzündungen, Sekretstau oder eine Verletzung des Trommelfells können heftige Ohrenschmerzen auslösen. Wenn unklar ist, ob Ihr Kind Ohrenschmerzen hat, drücken Sie leicht auf den vorderen Ohrknorpel oder ziehen Sie die Ohrmuschel vorsichtig nach hinten. Wehrt Ihr Kind dies ab oder schreit es, hat es sehr wahrscheinlich eine Ohrentzündung. Gehen Sie bei Ohrenschmerzen spätestens am nächsten Tag zum Arzt oder Heilpraktiker – auch wenn Sie die akuten Schmerzen mit Hausmitteln zunächst sehr wirksam lindern können. Bei wiederholter Mittelohrentzündung lohnt sich eine homöopathische Behandlung (Konstitutionstherapie).

Zwiebelsäckchen

Ein echtes Zaubermittel gegen Ohrenschmerzen ist das Zwiebelsäckchen. Es hilft schnell und wirkungsvoll.

✿ Füllen Sie eine klein gehackte, frische Zwiebel in ein Säckchen, zum Beispiel einen Papier-Teefilter oder einen Socken. Gut verschließen, kurz andrücken und auf das schmerzende Ohr legen. Zum Fixieren eignet sich ein Schal oder ein Stirnband. Eine aufgelegte Wärmflasche steigert die Wirkung. Hat Ihr Kind eine Abneigung gegen den Zwiebelgeruch, können Sie ihm während der Anwendung einen kleinen Lavendelbeutel

> **TIPP**
> Rotlichtbestrahlungen helfen gegen Ohrenschmerzen und Abszesse hinter dem Trommelfell gleichermaßen. Damit das Ohr nicht zu heiß wird, stellen Sie die Lampe nicht zu nah ans Ohr, fühlen Sie in kurzen Abständen die Temperatur und beenden Sie die Bestrahlung, wenn Ihr Kind nicht mehr möchte.

Ein Zwiebelsäckchen kann bei Ohrenschmerzen wahre Wunder wirken.

> **WICHTIG**
> Lassen Sie einen Fremdkörper oder Ohrenschmalzpfropf nur vom Ohrenarzt entfernen. Verwenden Sie keine Wattestäbchen, da diese alles nur weiter in den Gehörgang schieben!

unter die Nase halten. Sobald die Zwiebel wirkt – und das geht schnell –, wird es sehr erleichtert sein.

Meist treten Ohrenschmerzen nachts auf. Mit dem Zwiebelsäckchen werden die Schmerzen sofort gelindert – und alle schlafen bis zum Morgen.

Kartoffelauflage

Wenn Sie keine Zwiebel im Haus haben und nachts nicht die Nachbarn wecken möchten, können Sie statt eines Zwiebelsäckchens eine Kartoffelauflage bereiten.

✿ Zerdrücken Sie zwei weich gekochte Kartoffeln – sie müssen noch sehr warm sein – in einem Tuch. Falten Sie dieses zu einem kleinen Päckchen und legen Sie es auf das schmerzende Ohr. Sie können die Kartoffeln auch in ein Säckchen füllen.

Kamillendampfbad

Auch die aufsteigenden Dämpfe eines Ohrdampfbads können Ohrenschmerzen wirksam lindern:

✿ Mischen Sie dafür einen Tee aus zwei Teilen Honigklee mit je einem Teil roter Malve, Kamille und Königskerzenblüte. Bringen Sie einen Topf mit Wasser zum Kochen und werfen Sie so viele Kräuter hinein, dass die Wasseroberfläche bedeckt ist. Den Topf vom Herd nehmen und mit einem aus Papier geformten Trichter den Dampf in und um das Ohr Ihres Kindes leiten. Die Kräuter im Topf können mehrere Male wieder erwärmt werden. Geben Sie anschließend 1 Tropfen Johanniskrautöl oder Königskerzenöl mit dem Finger oder einer Pipette ins Ohr.

Süßer Trost

Ihr Kind darf jetzt ab und zu ein Gummibärchen kauen – ältere Kinder einen Kaugummi. Denn durch die Kaubewegungen öffnet sich die Eustachische Röhre zwischen Mittelohr und Mundhöhle. So wird das Ohr entlüftet, bleibt trocken und Bakterien haben keinen Nährboden mehr.

Erste Hilfe für die Augen

Ob ein harmloser kleiner Fremdkörper wie ein Sandkörnchen das Auge reizt oder umherfliegende Pollen – manchmal wirken Tropfen wahre Wunder. Eine physiologische Kochsalzlösung (siehe Seite 62) eignet sich bestens als Augenspülung, da sie im Salzgehalt der Tränenflüssigkeit ähnelt. Geben Sie dazu, ruhig in kürzeren Abständen, jeweils einen Tropfen der Lösung in das betreffende Auge – bis die Reizung vorbei ist. Wichtig ist, dass Sie die Lösung für die Augen täglich neu herstellen oder in der Apotheke in kleinen Einmaldosierungen kaufen (Kochsalz-Ampullen).

✿ Sie können auch eine Auflage für die Augen machen. Tränken Sie dazu ein sauberes Tuch (steril oder gebügelt) mit der lauwarmen Kochsalzlösung. Legen Sie das Tuch als Kompresse aufs Auge. Sie können diese mit einem Stirnband oder Tuch befestigen.

✿ Bei verklebten Wimpern wischen Sie das betroffene Auge vorsichtig von außen nach innen damit aus.

Augenentzündungen behandeln

Wenn aus dem Auge eitrige oder schleimige Absonderungen austreten oder die Bindehaut gerötet oder geschwollen ist, hat sich das Auge oder der Lidrand entzündet. Das kann unterschiedliche Ursachen haben. Oft steckt dahinter eine Infektion oder das Kind hat Zugluft abbekommen.

✿ Als Erste Hilfe eignet sich eine physiologische Kochsalzlösung (siehe Seite 62), von der Sie bis zu viermal täglich einen Tropfen in das Auge geben. Wenn Sie noch stillen, verwenden Sie dafür einige Tropfen Muttermilch – sie wirkt leicht antibakteriell.

✿ Als wirksame Hilfe bei Augenentzündung haben sich auch Augentropfen mit Augentrost (Euphrasia-Ampullen) oder mit Calendula (Calendula D4 Augentropfen, beides aus der Apotheke) bewährt.

> **WICHTIG: ÄRZTLICHE ABKLÄRUNG**
> Bitte suchen Sie bei Augenentzündungen in jedem Fall den Arzt oder Heilpraktiker auf, wenn Ihr Kind stark lichtempfindlich ist, über Schmerzen klagt, seine Augenlider anschwellen oder die Infektion mehr als zwei Tage dauert.

TIPP: Kleine Extras für kranke Kinder

Es ist für Eltern nicht immer leicht, mit ihrem kranken Kind umzugehen, besonders wenn es sich ganz anders verhält als sonst: Vielleicht jammert oder weint es viel, vielleicht ist es widerspenstig oder schreit vor Schmerzen. Kranke Kinder brauchen gewöhnlich viel Nähe und Trost, manchmal aber auch Ruhe und Abstand. Hier sollten Eltern Geduld und Einfühlungsvermögen beweisen.
Bewahren Sie in jedem Fall Ruhe und strahlen Sie Zuversicht aus! Das färbt auf Ihr Kind ab. Betonen Sie die guten Seiten des Krankseins, indem Sie Rituale einführen, die durch die schwere Zeit helfen. Sie dürfen Ihr Kind dabei ruhig ein bisschen verwöhnen. Bestimmt freut es den kleinen Patienten, wenn Sie ihm auf einem hübschen Tablett das Essen ans Bett bringen. Vielleicht findet sich in Mamas Kleiderschrank auch ein schönes, weiches Tuch, das als Trosttuch dient. Oder ein starker Löwe aus Plüsch setzt sich aufs Krankenbett, um die Schmerzen wegzubrüllen.

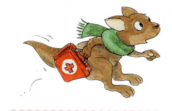

TIPP
Statt reinem Augentrosttee können Sie zum Auswaschen der Augen auch einen Tee aus 2 Teilen Augentrost und 1 Teil Melisse verwenden. Die Zubereitung bleibt die gleiche.

Verklebte Babyaugen – kein Grund zur Sorge

In den ersten Lebensmonaten kommt es sehr häufig vor, dass die Augen des Kindes verklebt sind. Meist ist nur der Tränenkanal verstopft, der bei Säuglingen noch sehr eng ist. Dann hat es nichts mit einer Entzündung zu tun, wenn gelbe, klebrige und dadurch »eitrig« wirkende Absonderungen die Lider verkrusten. Besonders nach dem Aufwachen kommt das häufig vor – die Augen lassen sich dann nicht öffnen. Sie können die Augen mit einem Tee vorsichtig waschen oder eine Tee-Kompresse auflegen.

✿ Übergießen Sie 1 Teelöffel Augentrost mit einer Tasse kochendem Wasser. Zugedeckt ziehen lassen, bis der Tee auf Körpertemperatur abgekühlt ist. Geben Sie dann, soweit vorrätig, 2 Esslöffel Rosenwasser dazu und tränken Sie ein steriles oder gebügeltes Tuch in dem Tee. Drücken Sie das Tuch leicht aus und waschen Sie damit vorsichtig das Auge oder legen Sie die Teekompresse einige Minuten auf das Auge.

Wenn die ersten Zähnchen kommen

Manchen Babys gelingt es fast unmerklich, andere haben schwer zu kämpfen, bis ihre Zähne, einer nach dem anderen, durchbrechen. Und bei einigen ist es von Zahn zu Zahn verschieden. Wegen der Schmerzen weint das Baby dann viel, ist unruhig und schläft schlecht. Vor allem ist der Speichelfluss stark erhöht und das Kind kaut heftiger als sonst an allem, was sich dazu anbietet, einschließlich der eigenen Händchen. Das Zahnfleisch ist rot und empfindlich, der Po vielleicht wund und die Infektanfälligkeit kann steigen. Oft kommt es auch zu Durchfall oder Verstopfung. Sie können Ihrem Kind das Zahnen mit einigen Hausmitteln erleichtern:

❀ Geben Sie Ihrem Baby einen nasskalten Waschlappen, auf dem es kauen kann.

❀ Auch harte Brotrinden oder salzfreie Brezeln eignen sich sehr gut zum kräftigen Kauen.

Hat das Baby Schmerzen?

Wenn ein Baby weint, ist für die Eltern oft schwer zu erkennen, ob es Schmerzen hat. Deshalb haben die Kinderärzte der Liverpooler John-Moores-Universität fünf wichtige Anzeichen dafür genannt:

1. Das Baby presst mit aller Kraft die Augenlider zusammen.
2. Es hat Falten um die Augen herum, eventuell auch über den Augenbrauen.
3. Die Lippen des Babys sind verkrampft, ebenso seine Zunge, und es hat tiefe Fältchen um den Mund.
4. Das Baby hat die Finger krampfhaft zu Fäustchen geschlossen und hält den Daumen starr darin fest.
5. Es spreizt seine beiden großen Zehen weit ab.

Weitere deutliche Warnsignale: Das Baby atmet heftig, sein Puls ist beschleunigt und es hat Schweißausbrüche. Der Kopf kann hochrot oder aber auffällig blass sein. Der Schmerzensschrei ist schrill und durchdringend, umso mehr, je größer der Schmerz ist. Der Schrei dauert so lange, bis die gesamte Atemluft verbraucht ist. Deshalb folgt auf jeden langen Schrei ein rascher, tiefer Atemzug, bei dem eine kurze, beunruhigende Stille eintritt.

TIPP
Vielen Babys hilft das Beißen auf einer sogenannten Veilchenwurzel (aus der Apotheke). Sie wirkt schmerzlindernd und kann an einer Schnullerkette befestigt werden.

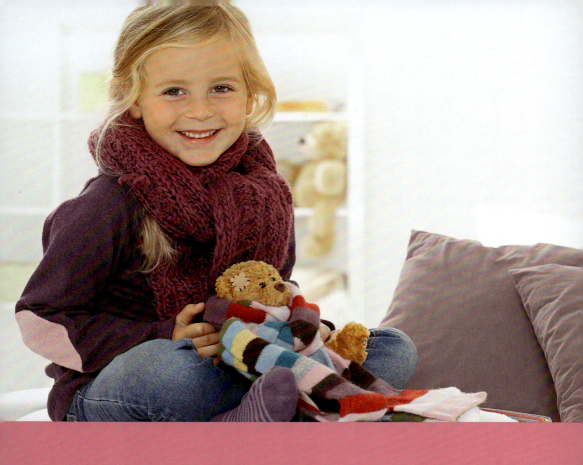

Die Atemwege befreien

Gerade in der kalten Jahreszeit haben Kinder häufig mit den Atemwegen zu tun. Meist beginnt erst die Nase zu laufen oder der Hals zu kratzen, doch rasch folgen weitere Erkältungssymptome. Ihr Kleines fühlt sich schlapp und elend – und oft kommen noch Husten, Ohrenschmerzen oder eine Nebenhöhlenentzündung dazu. Zum Glück gibt es gerade für die Behandlung der Atemwege eine Vielzahl von Hausmitteln, mit denen Sie Ihrem Kind helfen können.

Dem Schnupfen ein Schnippchen schlagen

Der Schnupfen ist meist das erste Symptom einer Erkältung. Die Nase ist dabei verstopft oder läuft. Das Atmen fällt schwer, weil die Nasenschleimhaut geschwollen und entzündet ist. Ihr Kind holt über den Mund Luft – wodurch mehr Bakterien und Viren in die Atemwege gelangen. Das Wichtigste ist jetzt, die Nase frei zu machen – auch damit sich der Schleim nicht festsetzt, sondern fließen kann. Gewöhnlich müssen Sie bei Schnupfen nicht zum Arzt oder Heilpraktiker, es sei denn, er ist auch nach einer Woche noch nicht besser. Auch wenn Sie an der Dauer nicht viel ändern können, so lohnt es sich doch, geeignete Hausmittel einzusetzen. Zum einen verschaffen sie deutliche Linderung, zum anderen beugen sie schwereren Erkältungskrankheiten vor.

✿ Nasentropfen sind bei verstopfter Nase ein wichtiges Mittel, um den Schleim wieder zum Fließen zu bringen. Allerdings trocknen Nasentropfen, die durch chemische Bestandteile abschwellend wirken, die Schleimhäute bei längerem Gebrauch aus und schädigen sie. Anders liegt der Fall bei Nasentropfen aus reiner Kochsalzlösung – hier besteht keinerlei Gefahr der Überdosierung, sie schaden nie. Wie Sie gesunde Nasentropfen selbst herstellen, lesen Sie auf Seite 62.

✿ Auch das Inhalieren von heißem Dampf löst den Schleim. Auf Seite 27 ist beschrieben, wie Ihr Kind am besten inhaliert. Sie können einige Tropfen Thymianöl, Kamillenöl oder einen Esslöffel Salz in das heiße Wasser geben, das verstärkt die heilsame Wirkung.

✿ Statt einer Inhalation kann Ihr etwas größeres Kind auch ein Dampfbad mit Salz oder Kamille machen. Mit einem Handtuch über dem Kopf atmet es möglichst nah über dem Topf tief durch die Nase ein und wieder aus (siehe auch Seite 27).

✿ Sie können auch eine Auflage (siehe Seite 25) aus zerriebenem frischen Meerrettich oder aus Meerrettichscheiben machen und diese dem Kind auf den Nacken legen.

✿ Achten Sie auf eine hohe Luftfeuchtigkeit in den Räumen, in denen sich Ihr Kind aufhält – auch nachts beim Schlafen.

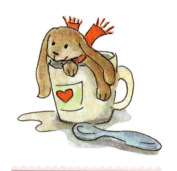

TIPP
Geben Sie Ihrem verschnupften Kind reichlich zu trinken, am besten stilles Mineralwasser, Zitronenwasser oder Kräutertees (siehe Seite 33). Das trägt dazu bei, dass der Schleim leichter abfließt.

NASENTROPFEN SELBST GEMACHT

Nasentropfen lassen sich ganz einfach selbst herstellen und in ein Fläschchen mit einer Pipette füllen. So vermeiden Sie chemische Zusatzstoffe und brauchen sich nicht vor einer Überdosierung zu fürchten.

Besonders einfach und praktisch: Stillende Mütter können einen Tropfen Muttermilch in die Nase des Babys träufeln.

Nasentropfen aus Kochsalzlösung können Sie selbst herstellen. Geben Sie 9 Gramm (etwa 1 gestrichener Teelöffel) Salz in einen Liter Wasser. Überbrühen Sie 1 Teelöffel Kamillenblüten mit einer Vierteltasse kochendem Wasser. Fünf Minuten zugedeckt ziehen lassen, dann abseihen. Lösen Sie im noch heißen Tee so viel (Trauben-)Zucker wie möglich auf, sodass eine klebrig-süße Lösung entsteht. Diese können Sie Ihrem Kind mit der Pipette nach Bedarf in die Nase träufeln, dem Baby vor jedem Füttern. Gekühlt halten sich die Tropfen etwa eine Woche lang.

Sie können auch Quendeltropfen selbst herstellen. Vermischen Sie 1 Esslöffel Sonnenblumenöl mit 2 Tropfen ätherischem Quendelöl (aus dem Naturkostladen oder der Apotheke).

Legen Sie dazu feuchte Tücher über die Heizung. Oder stellen Sie einen Topf mit dampfendem Wasser an einen sicheren Platz.

✿ Stellen Sie über Nacht eine Duftlampe mit ätherischen Ölen, Lavendel, Kamille, Thymian oder Fichtennadel ins Zimmer. Oder Sie schneiden eine große Zwiebel in kleine Stücke und geben diese in eine Schale, die Sie in Kopfhöhe möglichst nahe an das Bett Ihres Kindes stellen. Die Zwiebeldämpfe lassen die Schleimhäute abschwellen, die Nase wird frei, das Atmen fällt leichter.

Quendelbutter

✿ Schmelzen Sie etwa 60 Gramm Butter und schöpfen Sie dabei so lange Schaum ab, bis sich keiner mehr bildet. Sie können auch Butterschmalz verwenden. Geben Sie 1 Esslöffel getrockneten hochwertigen Quendel oder 2 Esslöffel frischen Quendel hinein und lassen Sie ihn unter Umrühren etwa 30 Minuten lang darin ziehen (nicht sieden!). Filtern Sie die Flüssigkeit anschließend durch ein feines Tuch und rühren Sie noch 5 Tropfen ätherisches Quendelöl hinein. Füllen Sie die Butter in ein Salbentöpfchen ab. Im Kühlschrank ist sie ein Jahr haltbar.

❁ Massieren Sie bei Schnupfen mehrmals täglich den Nacken und die Nase Ihres Kindes mit etwas Butter.

Nasendusche und Nasenschnupfen

Das vielleicht wirksamste Mittel bei Schnupfen und verstopfter Nase ist ab dem Vorschulalter eine Nasendusche. Auf Seite 28 haben wir beschrieben, wie Sie dabei vorgehen können.
Als Alternative – wenn etwa Ihr Kind die Nasendusche strikt ablehnt – eignet sich das Nasenschnupfen.

❁ Lösen Sie dazu 1 große Messerspitze Meersalz in einer Tasse lauwarmem Wasser auf und geben Sie am besten noch 5 Tropfen Calendula-Tinktur dazu (Calendula wirkt abschwellend). Gießen Sie Ihrem Kind ein wenig davon in die hohle Hand. Es zieht das Wasser nacheinander durch beide Nasenlöcher ein (das jeweils andere Nasenloch sollte dabei zugehalten werden), bis in den Rachen. Die Technik muss erst ein wenig geübt werden. Das Nasenschnupfen ist aber deutlich wirkungsvoller als eine Inhalation und bringt deshalb bei »Nasenweh« große Erleichterung, sodass Kinder es dann gerne machen. Am besten wendet man das Mittel mehrmals am Tag an.

QUENDEL
Von Juli bis August können Sie Quendel auf trockenen Wiesen und am Waldrand finden. Er duftet angenehm würzig und schmeckt ähnlich wie Thymian. Für die Verarbeitung zu Tee können Sie die ganze Pflanze sammeln (abschneiden, nicht ausreißen!) oder Sie kaufen das getrocknete Kraut (Thymus serpyllum) in der Apotheke.

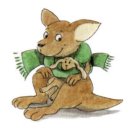

Die Pollen greifen an: Heuschnupfen

Die Symptome des allergischen Schnupfens, der durch Pollen hervorgerufen wird, sind ähnlich wie bei einer Erkältung: geschwollene Schleimhäute, erschwertes Atmen, triefende Nasen und tränende Augen. Deshalb sind auch die geeigneten Hausmittel weitgehend dieselben wie bei Schnupfen (siehe Seite 61) und trockener Nase (siehe Seite 64).
Zusätzlich sollten Sie die folgenden Maßnahmen ergreifen, um Pollen fernzuhalten:

- Eine tägliche Nasendusche mit Salzwasser spült die Pollen aus und desinfiziert die Nasenschleimhaut.
- Waschen Sie die Haare Ihres Kindes vor dem Schlafengehen. Denn in den Haaren sammeln sich die Pollen, setzen sich auf dem Kopfkissen ab und werden über Nacht permanent eingeatmet. Das Gleiche gilt für Straßenkleidung: Sie soll nicht mit ins Schlafzimmer!
- Benutzen Sie keinen Ventilator, denn der wirbelt die Pollen auf und verteilt sie im Raum. Ihre Auto-Klimaanlage sollte mit einem Pollenfilter ausgestattet sein.
- Ihr Kind sollte bei geschlossenem Fenster schlafen. Oder Sie schließen um vier Uhr morgens, wenn der Pollenflug beginnt, sein Fenster. Es gibt in Drogerien auch Pollenschutzvliese, die Sie in die Fensterrahmen oder die Balkontüre kleben können.
- Bei einer Niesattacke sollte Ihr Kind Wasserdampf einatmen. Dazu lassen Sie einfach heißes Wasser laufen und Ihr Kind beugt sich über die aufsteigenden Dämpfe.

Tees für Heuschnupfenallergiker

- Mischen Sie zu gleichen Teilen getrocknete Brennnesselblätter, Melisse und Johanniskraut. Geben Sie auf 1 Esslöffel der Kräutermischung einen Viertelliter kochendes Wasser und lassen Sie den Tee zehn Minuten ziehen. Geben Sie Ihrem Kind davon täglich eine Tasse – bei Bedarf mit Honig. Der Tee eignet sich auch zum Inhalieren (siehe Seite 27).
- Eine andere wirksame Mischung besteht zu gleichen Teilen aus getrocknetem Quendel und Kamille. Übergießen Sie dreimal täglich 1 Esslöffel davon mit einem Viertelliter kochendem Wasser. Nach zehn Minuten Ziehen können Sie Ihrem Kind den Tee zu trinken geben.

Bei trockener Nase

Wenn die Schleimhäute Ihres Kindes ausgetrocknet sind, erschwert ihm das die Atmung und verursacht Schmerzen. Sie sollten ihm dann viel zu trinken geben. Außerdem können Sie weitere

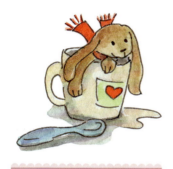

TIPP
Durch den regelmäßigen Genuss von Blütenhonig gewöhnt sich der Körper an Pflanzenpollen. Geben Sie Ihrem Kind ab einem Jahr täglich einen Teelöffel oder süßen Sie seinen Tee damit.

bewährte Hausmittel anwenden. Erst wenn die hier aufgezählten Maßnahmen nicht helfen und die trockene Nase zum Dauerproblem wird, sollten Sie den Arzt oder Heilpraktiker aufsuchen, um die zugrundeliegenden Probleme behandeln zu lassen:

✿ Erhöhen Sie die Luftfeuchtigkeit in Ihren Räumen, zum Beispiel durch das Aufhängen nasser Handtücher – insbesondere bei kalter und trockener Winter- oder Heizungsluft.

✿ Zimmerpflanzen, die viel Wasser brauchen, etwa Zyperngras, erhöhen ebenfalls die Luftfeuchtigkeit. Stellen Sie aber keine Pflanzen ins Schlafzimmer Ihres Kindes.

✿ Auch regelmäßige Nasenspülungen oder Inhalationen (siehe Seite 27) helfen gegen trockene Schleimhäute.

✿ Stellen Sie Ihrem Kind eine Schale heißes Wasser mit ein paar Tropfen Lavendelöl an einen sicheren Ort in der Nähe des Bettes. Noch besser ist eine Duftlampe mit Lavendelöl.

✿ Nehmen Sie einen Tropfen Mandelöl auf den kleinen Finger und bestreichen Sie damit die Nasenlöcher des Kindes.

✿ Vorsicht bei häufigem Gebrauch von abschwellenden Nasensprays mit chemischen Zusätzen – Sie lassen die Schleimhäute austrocknen. Besser verwenden Sie Nasentropfen und -spray aus Kochsalzlösung. Die gibt es gebrauchsfertig in der Drogerie oder Apotheke, Sie können sie aber auch selbst herstellen (siehe Kasten auf Seite 62).

Wenn die Erkältungszeit naht

Gerade im Herbst und Frühjahr erkranken die Atemwege besonders schnell. Neben Schnupfen und Niesen kommen oft Halsweh (siehe Seite 70) und Husten (siehe Seite 73) dazu. Manchmal schmerzt auch der Kopf (siehe Seite 51). In diesem Fall sollten Sie auf Wärmflaschen oder feucht-warme Auflagen zurückgreifen. Stärken Sie auch die Abwehrkräfte, etwa mit Sanddornsaft – am besten schon vor der Erkältungszeit (siehe Seite 15).

Wie der Name schon sagt: Bei einer Erkältung ist zu viel Kälte im Spiel. Deshalb ist jetzt Wärme angesagt, denn die mögen die Krankheitserreger gar nicht. Sorgt der Körper nicht selbst durch

WICHTIG
Je häufiger sich das Immunsystem mit Kälte, Wärme, Nässe, normalem Schmutz und banalen Infekten wie Schnupfen auseinandersetzen kann, umso stabiler wird es. Das gilt jedoch nicht bei ernsthaften Krankheiten!

Fieber dafür, können Sie mit Hausmitteln nachhelfen. Neben Puls-
wickeln (siehe Seite 42) mit Quendel- oder Kamillentee (1 Teelöffel
Kraut mit einem Viertelliter kochendem Wasser übergießen, nach
zehn Minuten abseihen, etwas abkühlen lassen) durchwärmen
noch allerlei andere Maßnahmen.

Viel trinken!

Warme Getränke wie Tee, Zitronenwasser und erwärmte Säfte
sind jetzt ideal. Achten Sie darauf, dass Ihr Kind reichlich Flüssigkeit zu sich nimmt, das löst den Schleim und schwemmt Schlackenstoffe aus.

> **TIPP**
> Geben Sie Blüten mit ins
> Badewasser! Dafür eignen
> sich viele Arten, etwa Rin-
> gelblumen, Gänseblümchen
> oder Kamille. So macht das
> Baden Ihrem Kind noch
> mehr Spaß!

✿ Wunderbar durchwärmend wirkt Tee mit Lindenblüten und
  Holunderblüten. Mischen Sie zu gleichen Teilen Lindenblüten,
  Königskerzenblüten (Wollblumen), Holunderblüten, Hagebut-
  ten und Quendel. Nehmen Sie von der Mischung 1 Teelöffel
  und übergießen Sie ihn mit einer Tasse kochendem Wasser.
  Zehn Minuten zugedeckt ziehen lassen und abseihen. Ein
  wenig abkühlen lassen und mit ein paar Spritzern Zitronensaft
  und Honig verfeinern. Er soll so warm wie möglich getrunken
  werden, dann fördert er das Schwitzen (gleich ins Bett!) und
  wirkt entzündungshemmend.

✿ Eine ausgepresste Zitrone oder ein paar Scheiben Ingwer in ein
  Glas warmes Wasser geben. Mit Honig süßen (erst bei Kindern
  ab einem Jahr!) und sehr warm zu trinken geben.

✿ Mischen Sie Holundersaft mit derselben Menge Apfelsaft, erhitzen Sie die Flüssigkeit (nicht kochen!) und geben Sie Ihrem
  Kind das sehr warme Getränk, nach Geschmack mit Honig gesüßt. Danach soll es sich ins Bett legen und schwitzen.

Ansteigende Bäder

Wunderbar durchwärmend sind unterschiedliche Bäder, die durch
den Zulauf von heißem Wasser immer etwas wärmer werden. Sie
dürfen aber nur bei Kindern ab fünf Jahren angewendet werden,
wenn sie fieberfrei sind. Die Badedauer sollte jeweils 15 bis 20 Minuten nicht übersteigen. Danach ist Bettruhe angesagt.

Verschiedene Varianten sind möglich:
- ✿ Bereiten Sie für Ihr Kind ein Vollbad mit Kräuterzusätzen aus Fichtennadel, Thymian und Lavendel. Gießen Sie während des Badens vorsichtig heißes Wasser nach.
- ✿ Füllen Sie das Waschbecken mit warmem Wasser. Ihr Kind legt beide Arme tief hinein. Lassen Sie dann heißes Wasser nachlaufen, so lange es Ihrem Kind noch angenehm ist.
- ✿ Dasselbe können Sie auch als Fußbad machen – es wirkt bei Schnupfen und verstopften Nebenhöhlen Wunder: Körperwarmes Wasser in einen Eimer füllen, in den Ihr Kind seine Füße bis zu den Waden stellt. Gießen Sie so lange heißes Wasser nach, wie es Ihr Kind noch gut aushält.
  Geben Sie einen Aufguss aus Thymian dazu: Überbrühen Sie eine gute Handvoll Thymian mit einem halben Liter kochendem Wasser, lassen Sie das Ganze zehn Minuten zugedeckt ziehen und seihen Sie es dann ab.

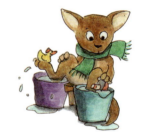

Fußbad mit Senfmehl

- ✿ Ebenfall bei Kindern ab fünf Jahren können Sie ein körperwarmes Fußbad mit 2 bis 4 Esslöffeln schwarzem Senfmehl (aus der Apotheke) anreichern. Die Füße und Waden darin fünf bis zehn Minuten baden. Anschließend spülen Sie die Füße Ihres Kindes gut mit lauwarmem Wasser ab und trocknen sie gründlich. Das Kind zieht danach sofort warme Socken an und sollte im Anschluss warm eingepackt mindestens eine Viertelstunde ruhen.

Achten Sie beim ersten Senfmehl-Fußbad genau auf die Hautreaktion. Tritt starke Rötung auf oder klagt Ihr Kind über Brennen, verzichten Sie in Zukunft besser auf Senfmehl. Aber auch sonst sollte die Prozedur nicht öfter als einmal am Tag angewandt werden.

ZAUBERWURZELN: INGWER UND MEERRETTICH

Ingwer und Meerrettich wirken als natürliche Antibiotika. Ingwer können Sie als Tee verabreichen, in Scheiben in heißes Wasser oder gerieben in verschiedene Speisen geben. Auch an Meerrettich gewöhnen sich viele Kinder schnell. Er macht im Nu die Nase frei. Im Reformhaus ist er auch als Saft erhältlich.
So stellen Sie ein wirksames Erkältungsmittel für Kinder ab einem Jahr selbst her: Verrühren Sie 6 Esslöffel geriebenen frischen Meerrettich mit 3 Esslöffeln Honig. Geben Sie Ihrem Kind bei einer (drohenden) Erkältung alle zwei Stunden 1 Teelöffel von der Mischung.

Öleinreibungen

Kinder jeden Alters können Sie an Rücken, Bauch, Brust, Armen und Beinen mit Johanniskrautöl einreiben. Das durchwärmt sie im Nu. Bitte beachten Sie, dass Sie Ihr Kind danach nicht der Sonne aussetzen sollten (siehe Seite 50).

❀ Erst ab dem Schulalter können Sie ein spezielles Öl mischen. Geben Sie zu Baby- oder Sonnenblumenöl ein paar Tropfen ätherisches Latschenkiefernöl oder Pfefferminzöl. Die heilenden Stoffe der Öle werden von der Haut aufgenommen und eingeatmet. Das befreit die Nase und löst Verschleimungen.

❀ Für Kinder unter sechs Jahren eignet sich auch ätherisches Thymianöl oder Lavendelöl.

❀ Sie können die ätherischen Öle auch mit Johanniskrautöl mischen. Als Auszugsöl (siehe Seite 30) lässt es sich wunderbar mit ätherischen Ölen kombinieren.

Entzündete Nasennebenhöhlen

Zu festes Schnäuzen ist meist die Ursache dafür, dass Nasenschleim in die Nebenhöhlen gelangt. Dadurch dringen auch die Keime vor und lösen eine Nasennebenhöhlenentzündung (Sinusitis) aus. Deshalb sollten Sie Ihrem Kind beibringen, dass es den Schleim hochzieht, und dafür sorgen, dass er leicht abfließt (siehe Seite 61). Eine Nasennebenhöhlenentzündung lässt sich durch einen einfachen Test feststellen: Ihr Kind beugt den Kopf nach vorne. Wenn es dabei im vorderen Kopfbereich drückt und schmerzt, hat es sehr wahrscheinlich eine Sinusitis. Dann sollten Sie den Arzt oder Heilpraktiker für die Behandlung aufsuchen und unterstützend geeignete Hausmittel anwenden. Zum Lösen des Schleims eignet sich neben Nasentropfen (siehe Seite 62) vor allem Wärme, etwa in Form einer Rotlichtbestrahlung (siehe Seite 30). Und sorgen Sie immer für warme Füße, das ist besonders wichtig!

TEE FÜR VERSTOPFTE NEBENHÖHLEN

Auch im Fall einer Sinusitis gilt: So viel wie möglich trinken, damit der Schleim flüssig bleibt! Dafür eignet sich bei verstopften Nebenhöhlen ganz besonders der folgende Tee:

❀ Mischen Sie zu gleichen Teilen Schlüsselblumen, Holunderblüten und Eisenkraut (aus der Apotheke). Übergießen Sie 2 Teelöffel davon mit einem Viertelliter kochendem Wasser. Zehn Minuten zugedeckt ziehen lassen, danach abseihen und warm zu trinken geben.

Wirksame Hilfe durch Auflagen

Sofern Ihr Kind nicht unter akuter Druckempfindlichkeit in den betroffenen Gesichtsbereichen leidet, können Sie ihm mit warmen Auflagen helfen:

❀ Für eine Auflage mit Zitronenwasser geben Sie den Saft einer Zitrone in einen Viertelliter heißes Wasser und tränken ein Baumwoll- oder Leinentuch darin. Ausdrücken und sehr warm von einem Wangenknochen über die Nase zum anderen Wangenknochen legen. Nicht die Augen und die Nasenlöcher bedecken!

❀ Auch eine Auflage aus zerdrückten heißen Pellkartoffeln hilft. In ein Tuch gewickelt so heiß wie möglich (bitte vorher am Handrücken testen!) links und rechts der Nase auflegen.

❀ Ein altes, wirkungsvolles Hausmittel ist ein Umschlag aus Heilerde (im Reformhaus oder in der Apotheke) auf dem Nasenrücken und der Stirnmitte. Rühren Sie dafür 1 Esslöffel Heilerde mit etwas Wasser zu einem streichfähigen Brei an und tragen Sie ihn auf den Nasenrücken und die Stirn auf. Bedecken Sie die Stellen mit Verbandmull. Ist die Heilerde getrocknet, können Sie sie mit warmem Wasser vorsichtig abwaschen.

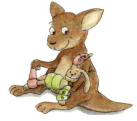

Heilerde, auf Stirn und Nase aufgetragen, ist ein wirksames Hausmittel bei Nebenhöhlenentzündungen.

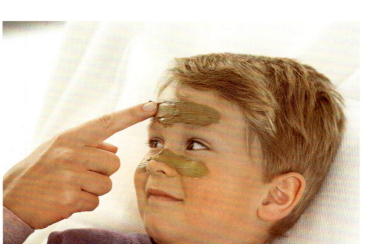

Spülungen und Inhalationen

✿ Nasenspülungen (siehe Seite 28) oder Nasenschnupfen mit Meersalz (siehe Seite 28) lösen sehr wirksam den Schleim in den engen Nasennebenhöhlen.

✿ Sehr gut helfen auch Inhalationen (siehe Seite 27) mit Kamillentee und die Kochsalz-Calendula-Lösung (siehe Seite 63).

✿ Auch ein Dampfbad mit einer Kräutermischung aus Kamille und Salbei, ab dem Schulalter auch Pfefferminze, tut jetzt gut. Sie können dem heißen Wasser einige Tropfen Thymianöl oder Quendelöl, vielleicht auch das etwas schärfere Minzöl (Menthae arvensis) oder Pfefferminzöl (Mentha piperita, beide aus der Apotheke) zugeben, bevor Ihr Kind inhaliert.

Es kratzt und brennt im Hals

Auch Halsschmerzen sind ein typisches Erkältungssymptom, sie können als Krankheitserscheinung aber auch allein auftreten. Neben Viren und Bakterien sind zum Beispiel oft Klimaanlagen für ein Kratzen im Hals und anschließendes Halsweh verantwortlich. Wenn Ihr Kind über Halsweh klagt, achten Sie auf feuchte Raumluft, sonst werden die Schleimhäute trocken und können sich gegen Bakterien und Viren weniger gut wehren. Halten Sie neben dem Hals den ganzen Körper, vor allem auch die Füße und den Kopf, immer gut warm. Dauern die Schmerzen länger als drei Tage an, sollten Sie zum Arzt oder Heilpraktiker gehen, damit Ihr Kind fachgerecht behandelt wird und es nicht zu Komplikationen kommt. Ansonsten verschaffen bewährte Hausmittel Linderung.

Kräuter zum Mundspülen und Gurgeln

Ein kleines Kind kann zwar noch nicht gurgeln, es kann Ihnen aber nachmachen, wie Sie Tee im Mund bewegen und anschließend schlucken. Bei Halsschmerzen eignen sich unterschiedliche Spülungen mit Kräutertees, vor allem mit getrockneten Salbeiblättern, Kamillenblüten, Odermennig, Quendel und Thymian.

✿ Bereiten Sie einen Tee aus einem oder mehreren der Kräuter zu jeweils gleichen Anteilen, indem Sie 2 Teelöffel mit einer Tasse

---

TIPP
Massieren Sie Ihrem Kind vor dem Schlafen die Füße mit Babyöl oder Johanniskrautöl. Das entspannt nicht nur wunderbar, sondern Sie aktivieren mit der Massage auch die Reflexzonen und wärmen die Füße. Ziehen Sie Ihrem Kind anschließend Wollsocken an – und ab ins Bett.

kochendem Wasser übergießen. Lassen Sie den Tee 20 Minuten zugedeckt ziehen. Süßen Sie mit Honig und lassen Sie Ihr Kind mit der lauwarmen Lösung gurgeln oder seinen Mund spülen und anschließend schlucken. Ihr Kind muss in Abständen von einer halben Stunde gurgeln, damit es wirklich hilft.
❁ Geben Sie 2 gehäufte Teelöffel Isländisch Moos in einen Viertelliter kaltes Wasser und bringen Sie es langsam zum Kochen. Dann abseihen, abkühlen lassen und zum Gurgeln verwenden.

Gurgeln mit anderen Lösungen
❁ Empfehlenswert ist außerdem Gurgeln mit Aloe-vera-Saft (aus dem Reformhaus).
❁ Sie können auch Bockshornkleesamen (aus der Apotheke) nehmen: Lassen Sie 2 Teelöffel davon einige Stunden in zwei Tassen Wasser ziehen, seihen sie dann ab und erwärmen die Lösung leicht.
❁ Oder Sie verrühren eine Tasse lauwarmes Wasser mit 1 Esslöffel naturtrübem Apfelessig. Lassen Sie Ihr Kind damit seinen Mund- und Rachenraum spülen. Diese Lösung eignet sich in erster Linie für größere Kinder, die nach dem Gurgeln wieder ausspucken können (wobei auch versehentliches Verschlucken kein Problem wäre!).

Warme Halswickel bei Halsschmerzen
Sie haben unterschiedliche Möglichkeiten, mit einem Wickel die Halsschmerzen zu lindern. Egal für welche Sie sich entscheiden: Sparen Sie immer die Wirbelsäule aus, wenn Sie das Innentuch anlegen. Das Zwischentuch und den Wollschal darüber können Sie natürlich um den ganzen Hals binden. Verwenden Sie warme Wickel bitte nur dann, wenn Ihr Kind kein Fieber hat!

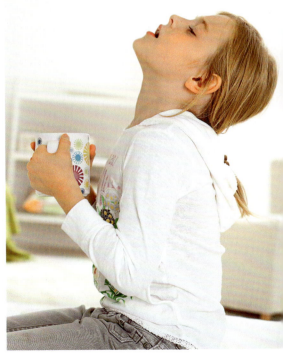

Richtiges Gurgeln will gelernt sein – lassen Sie Ihr Kind ein wenig üben.

ENTZÜNDUNGEN IM HALS

Eine Halsentzündung kann durch Viren oder Bakterien verursacht sein. Leichte Halsschmerzen mit mäßigem Fieber und manchmal noch Schluckbeschwerden deuten auf eine virale Halsentzündung hin. Sie treten häufig begleitend bei einer Erkältung auf.

Bei stärkeren Halsschmerzen mit meist höherem Fieber liegt wahrscheinlich eine echte Grippe vor oder eine bakterielle Entzündung (»eitrige Angina«). In diesem Fall sind meist zusätzlich eitrige Beläge (»Stippchen«) auf den Mandeln zu sehen.

Da Halsschmerzen auch auf eine Lymphknotenentzündung, Mumps, Pfeiffersches Drüsenfieber, Scharlach, Masern und weitere schwerere Erkrankungen hindeuten können, sollten Sie bei Verdacht oder wenn Sie unsicher sind, Ihren Arzt aufsuchen.

❀ Bei Halsschmerzen tut ein Umschlag aus Bockshornklee besonders gut. Verrühren Sie dazu 1 Esslöffel Bockshornkleesamenpulver (aus der Apotheke) mit etwas kochendem Wasser zu einem dicken Brei. Schlagen Sie diesen in ein Gaze oder Verbandmull ein, das um den Hals reicht, aber die Wirbelsäule ausspart. Legen Sie es so heiß wie möglich darauf – doch testen Sie die Temperatur erst an Ihrem Handrücken! Umwickeln Sie den Hals des Kindes mit einem Wollschal und lassen Sie die Auflage liegen, bis sie kühl ist.

❀ Sie können mit sehr warmem Wasser, wahlweise mit dem Saft einer halben Zitrone oder 1 Teelöffel Salz, einen Wickel herstellen, den Sie etwa eine halbe Stunde auf dem Hals lassen.

❀ Gekochte, zerdrückte Kartoffeln (bitte nicht zu heiß – siehe Seite 52!) können Sie in die Mitte eines Leintuchs geben, die Seiten einschlagen und auflegen. Mit einem warmen Schal umwickeln und über Nacht einwirken lassen.

❀ Gut geeignet ist auch Heilerde (aus der Apotheke). Verrühren Sie 3 Esslöffel davon mit Wasser zu einem dicken Brei, den Sie auf ein Tuch streichen. Den Wickel um den Hals legen und mit einem weiteren Tuch abdecken. Ist die Heilerde getrocknet, können Sie den Wickel abnehmen und bei Bedarf erneuern.

Kühle Halswickel

Wenn Ihr Kind es lieber kühl mag oder Fieber hat, sind folgende Wickel zu empfehlen:

✿ Für einen Quarkwickel tragen Sie zimmerwarmen Magerquark dünn in einem Längsstreifen mittig auf ein Baumwolltuch auf. Schlagen Sie die beiden Seiten nach innen ein und legen Sie den Wickel so auf den Hals, dass die Seite mit nur einer Tuchschicht auf dem Hals liegt. Über den Wickel einen warmen Schal schlagen und am besten über Nacht wirken lassen.

✿ Ähnlich können Sie auch einen Zwiebelwickel herstellen. Eine Zwiebel ganz fein hacken, die Masse mittig auf ein Tuch streichen, einschlagen und auf den Hals legen. Darüber einen Wollschal wickeln. Nach zwei Stunden abnehmen.

✿ Bei einem kühl-feuchten Halswickel wird das Innentuch in kühles Wasser getaucht und dann wie ein schmaler Wadenwickel vorbereitet und angelegt (siehe Seite 43). Lassen Sie den Wickel bis zu einer halben Stunde wirken, bevor Sie ihn abnehmen und den Hals anschließend mit einem warmen Schal umwickeln. Haben die Schmerzen nicht nachgelassen, können Sie nach einer Stunde einen neuen Wickel anlegen.

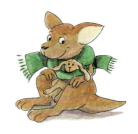

TIPP
Die Wirkung eines kühlen Halswickels wird verstärkt, wenn Sie den Saft einer halben Zitrone oder einen Teelöffel Salz in das Wasser geben.

Die besten Hustenmittel

Sind die Schleimhäute gereizt oder Fremdkörper wie Staub und Schleim in den Atemwegen, entsteht Hustenreiz. Gerade in Verbindung mit einer Erkältung kommt es oft zu Husten.
Achten Sie immer darauf, dass Ihr Kind warme Füße hat, denn kalte Füße lassen die Temperatur in den Rachen- und Mundschleimhäuten um etwa zwei Grad absinken. Die Schleimhäute werden dann schlecht durchblutet und trocknen aus. Dadurch sind sie angreifbar für Bakterien und Viren. Ihr Kind muss jetzt häufig kleine Schlucke Wasser und Tee trinken, damit die Schleimhäute nicht austrocknen. Aus dem gleichen Grund sollten Sie auf eine erhöhte Luftfeuchtigkeit achten, etwa durch das Aufhängen feuchter Tücher. Mit den folgenden Hausmitteln können Sie wirkungsvoll gegen Husten vorgehen.

Inhalationen für die Atemwege

Bei verschleimten Bronchien hilft eine Inhalation (siehe Seite 27) mit ätherischem Dill- oder Fenchelöl. Geben Sie in einen Topf oder eine Schüssel kochendes Wasser 10 Tropfen Öl. Ihr Kind soll die Dämpfe etwa zehn Minuten lang durch Mund und Nase einatmen. Wiederholen Sie die Inhalation mehrmals am Tag.

Sie können Ihr Kind auch mit ätherischem Lavendelöl, Teebaumöl, Thymianöl, Majoranöl oder Eukalyptusöl inhalieren lassen. Die Öle wirken entzündungshemmend und stärken die Atemwege.

Hustentees

Gegen Husten hilft viel trinken, das hält die Schleimhäute feucht. Zudem gibt es zahlreiche Kräuter, die den Schleim lösen und die Krankheitserreger abtöten. Testen Sie die folgenden Tees. Bestimmt sind Mischungen dabei, die Ihrem Kind schmecken. Bei Bedarf können Sie Honig (für Kinder ab einem Jahr) oder Ahornsirup (für Babys) zufügen, sobald der Tee etwas abgekühlt ist.

Bewährte Hustenteemischungen sind vor allem diese:

❀ Mischen Sie zu gleichen Teilen Königskerzenblüten, Klatschmohnblüten und Malvenblüten. Übergießen Sie 1 Teelöffel der Teemischung mit einer Tasse kaltem Leitungswasser, sechs bis acht Stunden bei Raumtemperatur stehen lassen und dann abseihen. Der Tee kann nach dem Abseihen erwärmt werden. Süßen Sie mit Honig (für Kinder ab einem Jahr) oder Zucker.

❀ Übergießen Sie 1 Teelöffel Eibischwurzel mit einer Tasse kaltem Leitungswasser, sechs bis acht Stunden bei Raumtemperatur stehen lassen und dann abseihen. Mit 1 Tropfen Anisöl sowie Honig verrühren. Davon geben Sie Ihrem Kind alle zwei Stunden 1 Teelöffel, wobei Sie immer wieder umrühren.

❀ Mischen Sie zu gleichen Teilen Schlüsselblumenkraut, Veilchenkraut, Spitzwegerichblätter und Schachtelhalmkraut. Überbrühen Sie 1 Teelöffel mit einer Tasse kochendem Wasser, lassen Sie den Tee zehn Minuten ziehen, bevor Sie ihn abseihen.

❀ Lassen Sie sich in der Apotheke 40 Gramm Lungenkraut, 30 Gramm Spitzwegerich und je 10 Gramm Brennnesselblätter

---

TIPP

Viele Hustenbonbons enthalten Zucker, allerdings verhindern sie auch das Austrocknen der Schleimhäute. Deshalb können Sie Ihrem Kind ab drei Jahren ruhig hin und wieder ein Hustenbonbon (am besten mit Salbei) oder Salbeipastillen zum Lutschen geben.

Die Atemwege befreien

und Kamillenblüten mischen. Übergießen Sie 1 Teelöffel der Mischung mit einer Tasse kochendem Wasser und lassen Sie den Tee zehn Minuten zugedeckt ziehen. Geben Sie Ihrem Kind morgens und abends je eine Tasse warm zu trinken.

✿ Stellen Sie aus gleichen Teilen Thymian, Pfefferminze, Salbei und Spitzwegerich eine Teemischung her. Davon 1 Teelöffel mit einer Tasse kochendem Wasser aufgießen, zehn Minuten ziehen lassen und abseihen. Geben Sie den Tee mehrmals am Tag Ihrem Kind schluckweise zu trinken.

✿ Übergießen Sie 3 Teelöffel zerstoßenen Anis und 3 Teelöffel getrockneten Thymian mit einem halben Liter kochendem Wasser. Lassen Sie den Tee fünf Minuten ziehen und geben Sie dann den Saft einer Zitrone sowie 1 Esslöffel Honig dazu. Geben Sie Ihrem Kind den Tee warm oder lauwarm zu trinken.

✿ Geben Sie 2 Teelöffel getrocknete Spitzwegerichblätter in einem Viertelliter Wasser und kochen Sie die Mischung auf. Dann von der Herdplatte nehmen, fünf Minuten ziehen lassen und abseihen. Ihr Kind kann dreimal täglich eine Tasse trinken.

✿ Lassen Sie sich in der Apotheke eine Teemischung herstellen aus 10 Gramm Süßholzwurzel, 10 Gramm zerstoßenen Fenchelfrüchten, 10 Gramm Isländisch Moos, 25 Gramm Eibischwurzel, 30 Gramm Thymianblättern und 15 Gramm Spitzwegerichkraut. Davon 2 Teelöffel in einen Viertelliter Wasser geben und aufkochen. Dann von der Herdplatte nehmen, fünf Minuten ziehen lassen und abseihen. Geben Sie Ihrem Kind mehrmals am Tag eine Tasse zu trinken.

✿ Übergießen Sie 2 Teelöffel Eibischblätter, Efeu oder Schlüsselblumen (aus der Apotheke) mit einem Viertelliter kochendem Wasser. Nach zehn Minuten abseihen, etwas abkühlen lassen und Ihrem Kind zu trinken geben.

✿ Bereiten Sie einen Tee aus frischen Fichtennadeln (aus dem Garten oder Wald). Übergießen Sie eine Handvoll mit einem Viertelliter kochendem Wasser und seihen Sie den Tee nach zehn Minuten ab. Geben Sie den Tee nach dem Abkühlen Ihrem Kind zu trinken.

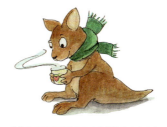

TIPP
✿ Bei trockenem Reizhusten sind folgende Kräuter zu empfehlen: Isländisch Moos, Malve, Thymiankraut und Spitzwegerichkraut.
✿ Bei rasselndem Husten fördern diese Kräutertees den Auswurf: Eibischwurzel, Königskerzenblüten, Salbeiblätter und Thymiankraut.

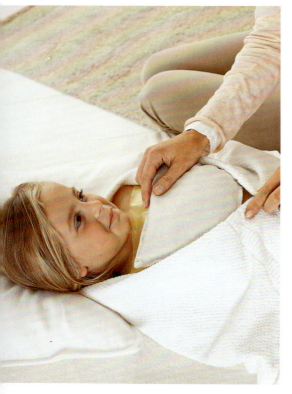

Ob kalt oder warm: Brustwickel lindern zuverlässig jeden Husten.

Brustwickel

✿ Ein Bienenwachswickel wirkt wunderbar gegen den Husten. Sie können fertige Bienenwachskompressen in der Apotheke kaufen und auf Brustgröße zuschneiden. Diese wickeln Sie in Butterbrot- oder Backpapier und erwärmen sie vorsichtig mit dem Fön oder zwischen zwei Wärmflaschen, bis sie weich werden (aber nicht schmelzen). Dann wickeln Sie die Kompresse aus und legen sie auf die nackte Brust Ihres Kindes. Hüllen Sie den Bienenwachsumschlag gut mit weiteren Tüchern oder einem Wollschal ein, damit er möglichst lange warm und weich bleibt. Sie können ihn auch über Nacht angelegt lassen.

✿ Quarkwickel wirken schleim- und krampflösend und lindern den Husten. Fertigen Sie den Brustwickel wie den Quarkhalswickel an (siehe Seite 73). Das Innentuch mit dem Quark ist etwa zehn Zentimeter breit und so lang, dass es die Brust Ihres Kindes bedeckt. Darüber das Zwischentuch und das Außentuch um den ganzen Brustbereich wickeln.

✿ Ein Zitronenwickel hilft vor allem bei spastischer Bronchitis und Asthma. Tauchen Sie ein zehn Zentimeter breites Baumwolltuch in frisch gepressten Zitronensaft. Legen Sie das feuchte Tuch glatt auf ein Handtuch und dann auf die Brust Ihres Kindes (mit dem Zitronentuch am Körper). Binden Sie darüber einen Wollschal und lassen Sie den Wickel mehrere Stunden lang umgebunden.

✿ Einen Ingwerwickel können Sie herstellen, indem Sie 3 Esslöffel Ingwerpulver (aus der Apotheke oder dem Gewürzregal) in einen halben Liter heißes, aber nicht kochendes Wasser einrühren. Oder Sie können einige Scheiben frischen Ingwer mit einem halben Liter heißem Wasser überbrühen. Tauchen Sie ein Baumwolltuch ein, drücken Sie es etwas aus und legen es auf die Brust Ihres Kindes (Vorsicht, nicht zu heiß! Überprüfen Sie vorher die Temperatur an Ihrem Handrücken!). Darauf kommt ein trockenes, etwas größeres Zwischentuch und als Außentuch wickeln Sie noch einen Wollschal um die Brust. Am besten mit einer Wärmflasche bis zu einer Stunde wirken lassen.

Hustensäfte – selbst gemacht

Husten ist gerade für Kinder sehr lästig und anstrengend, manchmal auch schmerzhaft. Damit der Husten sich löst und die Bronchien sich beruhigen, helfen vor allem Hustensäfte. Sie lindern den Hustenreiz, stillen die Hustenattacken und sichern die Nachtruhe. Verschiedene Hustensäfte aus Naturmitteln, Kräutern und Heilpflanzen können Sie selbst herstellen. Probieren Sie aus, welcher Geschmack Ihrem Kind am meisten behagt und welche Mischung am besten wirkt. Wir haben Ihnen bewährte Rezepte zusammengestellt. Ersetzen Sie bei Babys bis zu einem Jahr den Honig durch braunen Zucker, Zuckerrübensirup oder Ahornsirup, da ihnen möglicherweise Bakterien, die im Honig enthalten sind, gefährlich werden können.

❀ Bringen Sie einen halben Liter Wasser zum Kochen und geben Sie 1 Esslöffel der folgenden Mischung dazu: 10 Gramm Ulmenrinde, 6 Gramm Eibischblätter, 5 Gramm Königskerzenblüten und 5 Gramm Spitzwegerich (alles aus der Apotheke, am besten dort gleich mischen lassen). Nehmen Sie den Topf vom Herd und lassen Sie den Sud etwa zehn Minuten ziehen. Danach abseihen und mit 4 Esslöffeln Honig (Zucker) und dem Saft einer ganzen Zitrone verrühren. Geben Sie den Tee in eine Thermoskanne und lassen Sie Ihr Kind über den Tag verteilt davon trinken.

❀ Vermischen Sie 3 Esslöffel geriebenen Meerrettich mit 1 Esslöffel Zitronensaft, 1 Teelöffel klein geschnittenem Ingwer und 6 Esslöffeln Honig in einem Glas. Lassen Sie das geschlossene Glas über Nacht ziehen und gießen Sie den Inhalt am nächsten Tag durch ein Tuch. Geben Sie Ihrem Kind dreimal täglich 1 Teelöffel davon.

WICHTIG
Wenn Ihr Kind eine sehr empfindliche Haut hat, kann ein Zitronenwickel Rötungen und sehr selten sogar Schmerzen verursachen. In diesem Fall sollten Sie den Wickel entfernen und eine der anderen hier vorgeschlagenen Maßnahmen durchführen.

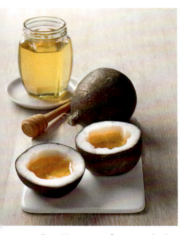

Der Hustensaft entsteht im Winterrettich.

- ✿ Bereiten Sie einen Rettichhonig: Einen schwarzen Winterrettich halbieren und aushöhlen. Füllen Sie beide Hälften mit Honig und lassen Sie diese acht bis zwölf Stunden ziehen. Von dem entstehenden Saft geben Sie Ihrem Kind vor jeder Mahlzeit 1 Esslöffel. Den Hustensaft können Sie im Kühlschrank aufbewahren.
- ✿ Auch Zwiebeln töten Keime: Hacken Sie eine Zwiebel klein und vermischen Sie diese mit 3 Esslöffeln braunem Zucker und einem Achtelliter Wasser. Unter Rühren einige Minuten leicht kochen. Einige Stunden stehen lassen, dann durch ein Tuch pressen. Füllen Sie den Saft in eine Flasche und geben Sie Ihrem Kind davon stündlich 1 Teelöffel.
- ✿ Eine Handvoll ungeschwefelte Rosinen oder Korinthen, Kamillenblüten und Eibischblätter kurz in Wasser aufkochen. Einen Esslöffel Honig (Zucker) zugeben und Ihrem Kind jede Stunde 1 Teelöffel des Suds geben.

Richtig reagieren bei Asthma

Selbstverständlich muss Asthma von einem erfahrenen Arzt oder Heilpraktiker diagnostiziert und behandelt werden!

SO ERKENNEN SIE ASTHMA

Bei folgenden Symptomen sollten Sie vom Arzt abklären lassen, ob es sich um Asthma handelt: wiederkehrender oder anhaltender Husten, meist trockener Reizhusten, Engegefühl in der Brust, Anfälle von Atemnot und pfeifende Ausatmung. Die Beschwerden verschlimmern sich zum Beispiel bei Atemwegsinfekten (Infektasthma), körperlicher Anstrengung, Angst, Pollenflug oder Hausstaubmilbenallergie. Die Symptome treten nicht durchgehend auf, sondern anfallsartig (akut). Dawischen sind meist unterschiedlich lange Zeiten ohne Beschwerden.

Doch kommt Ihnen als Eltern gerade bei dieser Erkrankung eine wichtige Aufgabe zu: Sie müssen Ihr Kind gut begleiten. Bei einer Asthmaschulung lernen Sie mit ihm gemeinsam viel über die Krankheit und den Umgang damit. Das hilft Ihnen auch, bei einem Anfall Ruhe zu bewahren und Zuversicht auszustrahlen, die sich auf Ihr Kind überträgt. Mit einigen sehr wirkungsvollen Hausmitteln können Sie überdies die Symptome erheblich lindern.

Asthmakranke Kinder brauchen einen möglichst geordneten, regelmäßigen Tages- und Wochenrhythmus in einer warmen und herzlichen Atmosphäre. Dabei sollen sich intellektuelle, künstlerische und körperliche Betätigun-

Die Atemwege befreien 79

gen abwechseln. Besprechen Sie mit Ihrem Arzt oder Heilpraktiker auch, ob eine Diät sinnvoll ist oder ob eine Sanierung der Wohnräume (vor allem des Bettes!) gegen Allergene helfen könnte. Achten Sie außerdem auf gesunde Luft, indem Sie nicht rauchen und die Verwendung schadstoffhaltiger Farben, Lacke und Imprägnierungsmittel vermeiden.

Ansteigendes Fußbad

Vor allem in der Akutphase, also während Ihr Kind Anfälle hat, und bei Infektasthma sowie unzureichender Wärmebildung sind warme, ansteigende Fußbäder (siehe Seite 27) sehr wirkungsvoll.

✿ Beginnen Sie mit einer Wassertemperatur von 37 °C und erhöhen Sie diese durch vorsichtiges Zugießen von heißem Wasser innerhalb von 15 Minuten bis 40 °C. Sie können bei Kindern ab fünf Jahren das Fußbad mit drei Esslöffeln schwarzem Senfmehl anreichern (siehe Seite 67) und Ihr Kind so lange baden lassen, bis eine leichte Hautrötung auftritt. Anschließend reiben Sie die Fußsohlen und Waden mit Kupfersalbe oder die ganzen Beine mit Johanniskrautöl ein.

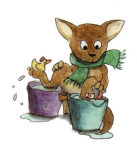

Brustwickel

In der Akutphase können Sie verschiedene Brustwickel (siehe Seite 76) machen:

✿ Geben Sie 1 Tropfen Lavendelöl in 5 Milliliter Pflanzenöl (etwa Olivenöl) und träufeln Sie die Mischung auf das angewärmte Innentuch. Darauf dann das Zwischentuch legen und mit einem warmen Schal umwickeln. Nach 20 Minuten wieder abnehmen. Der Wickel wirkt krampflösend bei hartem und trockenem Husten.

✿ Erwärmen Sie Magerquark im Backofen drei bis vier Minuten, bis er etwa 37 °C warm ist. Tragen Sie ihn dann auf das Wickeltuch auf. Der Wickel hilft bei feucht-entzündlichem Asthma mit schleimigem Auswurf.

TIPP: Einreibungen
Reiben Sie mehrmals täglich und im Anschluss an einen Wickel die Brust mit Lavendelöl ein. Das wirkt vor allem bei trockenem, asthmatischem Husten entkrampfend, beruhigend und schlaffördernd. Nach der Akutphase können Sie den Rücken mit Lavendelöl einreiben.

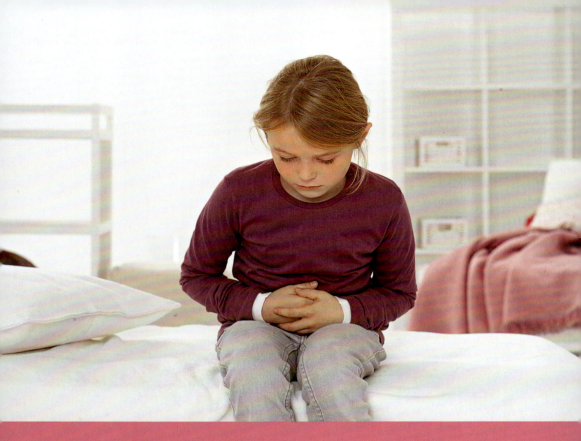

Wenn der Bauch Beschwerden macht

Kleine Kinder reagieren häufig mit unbestimmtem Bauchweh, wenn es ihnen nicht gut geht (siehe Seite 47). Sie haben noch einen sehr empfindlichen Magen-Darm-Trakt, sodass ungewohnte oder unbekömmliche Speisen, ebenso wie Virusinfektionen, schnell zu Übelkeit, Erbrechen oder Durchfall führen können. Auch wenn die Symptome in der Regel rasch wieder verschwinden, müssen Sie mit Ihrem Baby in jedem Fall zum Arzt oder Heilpraktiker gehen. Bei Kindern ab einem Jahr ist das nur dann nötig, wenn die Beschwerden mehr als einen Tag andauern oder wenn Ihr Kind über starke Bauchschmerzen klagt. Bedenken Sie, dass bei anhaltendem Durchfall und Erbrechen die Gefahr des Austrocknens besteht.

»Mir ist so schlecht!«

Ihrem Kind ist flau im Magen, es ist blass und hat das Gefühl, sich gleich übergeben zu müssen. Übelkeit steigt aus dem Magen hoch und es kommt womöglich zum Erbrechen. Das ist oft ein Hinweis des Körpers, dass man etwas Unbekömmliches oder Verdorbenes gegessen hat. Manchmal hängen die Symptome aber auch mit üblem Geruch oder verbrauchter Luft zusammen.

Soforthilfe bei Übelkeit

❀ Geben Sie Ihrem Kind ein Glas Wasser mit dem Saft einer halben frisch gepressten Zitrone. Oder lassen Sie es an einer frisch geschnittenen Zitronenscheibe lutschen.

❀ Gehen Sie mit ihm an die frische Luft oder ans offene Fenster und lassen Sie es ganz tief durchatmen. Halten Sie es bitte gut fest oder lassen Sie es sich hinsetzen, da ihm schwindelig werden könnte. Meiden Sie direkte Sonnenbestrahlung.

❀ Auch Ingwer hilft gegen Übelkeit. Übergießen Sie zwei dünne Scheiben mit einer Tasse kochendem Wasser. Nach zehn Minuten in kleinen Schlucken zu trinken geben. Ihr Kind kann auch kandierten Ingwer (aus dem Reformhaus) kauen.

❀ Pfefferminze vertreibt ebenfalls die Übelkeit: Übergießen Sie 2 Teelöffel getrocknete oder 1 Esslöffel frische Minze mit einer Tasse kochendem Wasser. Nach zehn Minuten lassen Sie Ihr Kind den Tee langsam trinken.

Einen Schonkost-Tag einlegen

Verzichten Sie unbedingt auf fette oder süße Speisen, wenn sich Ihr Kind erbrochen hat. Erst wenn es mindestens einen ganzen Tag keine Übelkeit mehr verspürt und sich nicht mehr erbrochen

TIPP
Falls Ihr Kind trotz Übelkeit Appetit hat, geben Sie ihm Zwieback, Weißbrot oder Salzstangen zu essen.

hat, können Sie ihm wieder normale Nahrung geben. Bis dahin ist Schonkost angesagt. Dafür eignen sich zum Beispiel Apfelkompott, gedünsteter Fenchel, Reis oder Haferschleim.

✿ Kochen Sie 20 Gramm feine Haferflocken oder Schmelzflocken mit ein wenig Salz in einem Viertelliter Wasser (bei Übelkeit lieber nicht mit Milch) auf, lassen Sie die Flocken sanft ausquellen und geben Sie Ihrem Kind den Brei. Das beruhigt den Magen nach dem Erbrechen.

✿ Dämpfen Sie 1 Pfund geschälte, entkernte Apfelstücke in einem Liter Wasser langsam weich und passieren Sie diese durch ein Sieb. Sie können auch eine zerdrückte Banane untermischen. Ihr Kind kann den Tag über immer wieder ein wenig davon essen.

> **TIPP**
> Ein Bauchwickel (siehe Seite 50) wirkt gegen Übelkeit und Erbrechen ebenso gut wie gegen Bauchweh.

Tees bei Übelkeit und Erbrechen

Um das Gefühl der Übelkeit zu mildern, hilft oft ein wenig Flüssigkeit. Nach dem Erbrechen dauert es zwar einige Zeit, bis das Kind wieder Appetit hat, doch das ist kein Grund zur Sorge. Aber kleine Schlucke trinken ist jetzt wichtig, da es die verlorene Flüssigkeit ersetzt. Wasser ohne Kohlensäure und verschiedene Tees lindern die Beschwerden.

Wenn nicht anders angegeben, bereiten Sie die Tees wie auf Seite 32 beschrieben zu.

✿ Kamillentee und ein starker Melissentee helfen oft besonders gut gegen das unangenehme Gefühl der Übelkeit.

✿ Das Mittel Nummer eins nach dem Erbrechen ist Pfefferminztee. Er besänftigt die Magenschleimhaut.

✿ Auch Fenchel- oder Kümmeltee sind angenehm, da sie krampflösend wirken. Zerstoßen Sie 2 Teelöffel Fenchel- oder Kümmelsamen. Übergießen Sie diese mit einem Viertelliter kochendem Wasser. Oder Sie erhitzen 1 Esslöffel der Samen zusammen mit einem Viertelliter kaltem Wasser und lassen den Sud einmal aufkochen. Den Tee 15 Minuten zugedeckt ziehen lassen, bevor Sie ihn abseihen. Ihrem Kind in kleinen Schlucken warm zu trinken geben.

Mit Kindern unterwegs

Vor allem kleinere Kinder leiden bei langen Autofahrten oft unter Übelkeit. Ihr Gleichgewichtssinn ist noch nicht so ausgeprägt und deshalb leicht zu irritieren, vor allem beim Bremsen und Beschleunigen oder auf kurvigen Straßen. Dagegen helfen ein paar Vorbeugemaßnahmen und kleine Tricks (siehe auch Seite 84).

❀ Lassen Sie Ihr Kind beim Fahren konsequent nach vorne schauen und nichts nebenbei machen. Soweit es die Sicherheitsbestimmungen zulassen, sollte es auf dem Beifahrersitz Platz nehmen. Geben Sie Ihrem Kind vor der Reise eine Kleinigkeit zu essen – allerdings nicht zu viel und nichts Fettes oder Süßes. Regelmäßiges Trinken hilft ebenso wie häufige Pausen, um frische Luft zu tanken.

Auch etwas Ablenkung und Unterhaltung tun Ihrem Kind gut, zum Beispiel kleine Spiele wie diese:

❀ **Tiere raten:** Sie und Ihr Kind denken sich abwechselnd ein Tier aus, das der andere durch Fragen erraten soll. Es dürfen nur Fragen sein, die mit ja oder nein beantwortet werden können, zum Beispiel: »Kann das Tier fliegen?« oder »Lebt das Tier in Afrika?«

❀ **Satzkette:** Bilden Sie einen Satz, den der andere wiederholen und ergänzen muss, etwa: »Am Morgen stehe ich auf.« Der Nächste: »Am Morgen stehe ich auf und koche mir einen Tee.« Der Nächste: »Am Morgen stehe ich auf und koche mir einen Tee mit Milch und Honig.« Das lässt sich immer weiter fortsetzen – solange das Gedächtnis mitspielt.

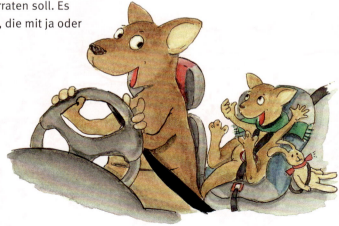

Übelkeit auf Reisen

Bei Reiseübelkeit hat sich vor allem Ingwer bewährt. Kochen Sie für unterwegs ein Ingwergetränk:

* Schälen Sie dafür ein Stück frische Ingwerwurzel und schneiden Sie diese in dünne Scheiben. Mit einem Liter kochendem Wasser übergießen und zehn Minuten ziehen lassen. Bei Bedarf mit Honig abschmecken. Füllen Sie den Tee in eine Thermoskanne, aus der Sie Ihrem Kind während der Fahrt immer wieder einen Becher geben können.
* Ebenfalls bewährt hat es sich, ein Fläschchen mit ätherischem Muskatellersalbeiöl mitzunehmen und das Kind bei Übelkeit daran riechen zu lassen. Sie können auch ein paar Tropfen des Öls auf ein Taschentuch geben, das sich das Kind dann unter die Nase hält.

Magen-Darm-Störungen

Störungen im Magen-Darm-Bereich kommen bei Kindern recht häufig vor, sind aber meist von kurzer Dauer. Ihr Verdauungstrakt reagiert sensibel auf alles, was sie zu »verdauen« haben; das gilt auch im übertragenen Sinn.

Ein Magen-Darm-Infekt beginnt meist mit Übelkeit und Schmerzen im Magen- oder Bauchbereich und weitet sich dann auf den Darm aus. Neben Viren verursachen vor allem verdorbene oder unsauber behandelte Speisen Brechdurchfälle. Manchmal kann es auch zu schmerzhaften Krämpfen kommen. Geben Sie Ihrem Kind eine Wärmflasche oder ein Kirschkernkissen auf den Bauch, wenn ihm das angenehm ist. Oft hilft es, wenn es sich mit der warmen Auflage in Seitenlage ins Bett legt und die Beine anzieht.

Auch wenn es Ihrem Kind schwerfällt: Achten Sie darauf, dass es viel und häufig trinkt, da sein Körper durch das Erbrechen und den meist flüssigen Durchfall sehr viel Wasser ver-

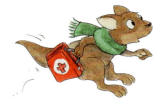

ELEKTROLYTLÖSUNG

Elektrolytlösungen tragen bei Brechdurchfall dazu bei, die verloren gegangenen Salze und Spurenelemente zu ersetzen. Sie bekommen fertige Glukose-Elektrolytlösungen in unterschiedlichen Geschmacksrichtungen in der Apotheke. Im Notfall können Sie selbst eine Lösung herstellen: In einen halben Liter abgekochtes Wasser geben Sie 4 Teelöffel Traubenzucker und einen halben Teelöffel Salz.

liert. Doch auf keinem Fall darf es jetzt Fruchtsäfte zu sich nehmen. Um die verlorenen Salze und Spurenelemente zu ersetzen, eignen sich Elektrolytlösungen (siehe Kasten Seite 84). Zu trinken empfiehlt sich zimmerwarmes Wasser und lauwarmer Tee. Neben den Mischungen, die wir bei Übelkeit empfehlen (Seite 82), können Sie Ihrem Kind auch die nachstehend aufgeführten Tees anbieten.

Tees bei Durchfall

Viele gerbstoffreiche Pflanzen helfen ganz besonders bei Durchfall.

✿ Mischen Sie zu gleichen Teilen Gänsefingerkraut, Baldrianwurzel und Melissenblätter. Überbrühen Sie 1 Esslöffel der Mischung mit einer Tasse kochendem Wasser. Lassen Sie den Tee zehn Minuten zugedeckt ziehen, seihen Sie ihn ab und geben Sie ihn Ihrem Kind warm zu trinken.

✿ Geben Sie 1 Esslöffel getrocknete Heidelbeeren in einen Topf mit einem Viertelliter kaltem Wasser und erhitzen Sie die Mischung. Lassen Sie den Tee zehn Minuten leicht köcheln, bevor Sie ihn abseihen. Abkühlen lassen und Ihrem Kind lauwarm zu trinken geben.

✿ Übergießen Sie 2 Teelöffel getrocknete Brombeerblätter mit einem Viertelliter kochendem Wasser. Nach zehn Minuten abseihen und lauwarm zu trinken geben. Sie können die Brombeerblätter auch zu jeweils gleichen Teilen mit Kamillenblüten mischen.

✿ Sie können auch aus Odermennigkraut, Frauenmantelkraut und Blutwurz wirkungvolle Tees bei Durchfall zubereiten. Entweder nehmen Sie das jeweilige Kraut einzeln oder Sie mischen es zu gleichen Teilen mit Brombeerblättern oder Kamille. Übergießen Sie 2 Teelöffel der getrockneten Kräuter mit einem Viertelliter kochendem Wasser. Nach zehn Minuten abseihen und lauwarm zu trinken geben.

✿ Mischen Sie Kümmel mit Anis- und Fenchelsamen zu gleichen Teilen. Nehmen Sie davon zwei Teelöffel und bringen Sie diese mit einer Tasse kaltem Wasser langsam zum Kochen. Einmal

TIPP
Besonders gut bei Durchfall ist die Wirkung von Heidelbeeren, wenn Sie diese acht Stunden in kaltem Wasser ziehen lassen. Anschließend geben Sie Ihrem Kind die Beeren zu essen und das Einweichwasser zu trinken.

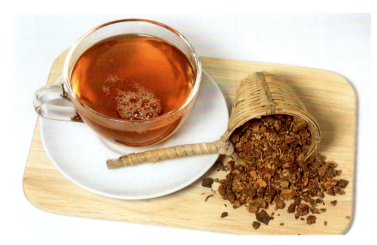

Bei Durchfall helfen verschiedene gerbstoffreiche Pflanzen als Teezubereitung.

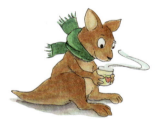

aufkochen, dann zugedeckt zehn Minuten ziehen lassen, abseihen und Ihrem Kind lauwarm zu trinken geben.

❁ Geben Sie 2 Teelöffel Gänsefingerkraut in eine Tasse und gießen Sie kochendes Wasser darauf. Nach zehn Minuten abseihen und dem Kind lauwarm zu trinken geben. Der Tee wirkt krampflösend.

❁ Bereiten Sie einen Tee aus Süßholzwurzeln zu. Dazu 2 Teelöffel Süßholz (aus der Apotheke) mit einer Tasse kochendem Wasser übergießen. Nach fünf Minuten abseihen und dem Kind lauwarm zu trinken geben.

Fasten oder Schonkost bei Durchfall

Leidet Ihr Kind an Durchfall, muss es zwar viel trinken, aber es braucht nicht zu essen, wenn es das nicht mag. Falls es Appetit hat, können Sie ihm leicht verdauliche, magenschonende Kost geben. Grundsätzlich gilt: weder Fettes noch Süßes noch Milch(produkte). Gut verträglich sind Zwieback, Knäckebrot, Weißbrot oder Brezen. Vor allem Reis, Äpfel und Möhren pflegen den Darm und sollten regelmäßig auf dem Speiseplan stehen. Empfehlenswert sind die Speisen, die Sie bei »Erbrechen« (siehe Seite 81) finden, aber auch die folgenden Nahrungsmittel:

Wenn der Bauch Beschwerden macht   87

WICHTIG: DURCHFALL BEI SÄUGLINGEN

Wenn ein Säugling Durchfall hat, ist der Stuhl schaumig und übelriechend, vielleicht auch anders gefärbt als sonst. Hat Ihr Baby mehrmals nacheinander solchen Stuhl, ist es anhaltender Durchfall. Gehen Sie dann innerhalb von sechs Stunden mit ihm zum Arzt oder Heilpraktiker, da die Gefahr besteht – vor allem in Verbindung mit Erbrechen –, dass es zu viel Flüssigkeit verliert. Es braucht rasch eine fachgerechte Diagnose und Behandlung.

Da die Muttermilch wichtige Immunstoffe enthält und die Darmregulation fördert, sollten Säuglinge bei Durchfall häufiger gestillt werden. Wenn Sie nicht stillen, bereiten Sie dem Baby seine Milch mit Fencheltee anstelle von Wasser.

❁ Reiben Sie einen halben Apfel. Wenn die Masse braun ist, kann Ihr Kind sie langsam essen. Das wirkt sehr stopfend.

❁ Geben Sie Ihrem Kind Heidelbeeren zu essen – egal ob frische, getrocknete, aufgetaute oder anderweitig konservierte Früchte, etwa aus dem Glas oder der Dose. Ihr Kind sollte diese langsam kauen und dabei gut einspeicheln. Sie können auch einen Tee aus den getrockneten Früchten kochen (siehe Seite 85).

❁ Geben Sie Ihrem Kind eine halbe pürierte Banane.

❁ Auch Kartoffelbrei, der mit Wasser zubereitet wird, ist jetzt gut verträglich.

❁ Hefepilze (aus der Apotheke) binden die Durchfallerreger und transportieren sie ab. Diese Anwendung eignet sich für Kinder ab zwei Jahren.

TIPP
Anstelle von Heidelbeeren können Sie Ihrem Kind bei Durchfall auch Brombeeren zu essen geben.

Hilfe bei Koliken

Leidet Ihr Kind an krampfartigen Schmerzen im Unterleib, hilft meist ein Kartoffelwickel. Er hält besonders lang warm.

❁ Zerquetschen Sie dafür eine gekochte, noch heiße Kartoffel und legen Sie diese zwischen zwei Tüchern auf den Bauch

Ihres Kindes, sobald die Temperatur erträglich ist (mit dem Handrücken eine Minute lang prüfen).

✿ Neben dem Kartoffelwickel können Sie Ihrem Kind ab dem zweiten Lebensjahr Anserinen-Milch geben (siehe Seite 49). Außerdem helfen ein Schafgarbenbad oder ein Melissenbad (siehe Seite 119) und eine Massage mit Bauchweh-Öl (siehe Seite 51).

Auch bei Durchfall ist ein Einlauf sinnvoll

Vielleicht denken Sie, ein Einlauf sorgt vor allem dafür, dass Flüssigkeit ausgeschieden wird. Das ist aber nicht so, denn gerade der Dickdarm saugt viel Flüssigkeit auf, wenn Sie einen Einlauf geben. Der Allgemeinzustand Ihres Kindes bessert sich meist schnell und deutlich. Außerdem beruhigt der Einlauf bei akutem Erbrechen auch den Brechreiz und die Übelkeit. Richtig durchgeführt (siehe Seite 31), ist er für Ihr Kind nicht unangenehm, und es fühlt sich schnell besser.

✿ Nehmen Sie als Lösung einen halben Liter körperwarmen Kamillentee (37 °C) und fügen Sie 1 Teelöffel Salz hinzu. Oder verwenden Sie die Elektrolytlösungen aus der Apotheke für den Einlauf. Sie können den Einlauf bis zu viermal täglich durchführen.

Wenn der Darm verstopft ist

Ist die Balance im Darm gestört, kann es außer zu Durchfall auch zu Verstopfung kommen. Dabei bleibt der Stuhlgang mehrere Tage aus. Das kann viele Ursachen haben. Doch mit der richtigen Nahrung lässt sich die Verdauung fast immer wieder in Gang bringen. Geben Sie Ihrem Kind bei Verstopfung regelmäßig und viel zu trinken und achten Sie auf eine ballaststoffreiche Ernährung mit viel Rohkost, Ge-

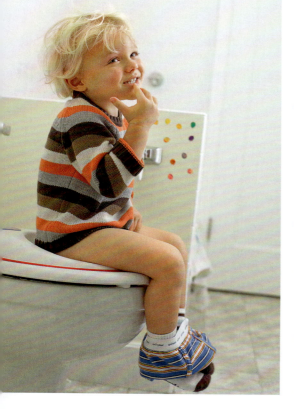

Bei Verstopfung sollte sich Ihr Kind genügend Zeit für den Stuhlgang nehmen.

> **WICHTIG: RISIKO DARMVERSCHLUSS**
> Bei Verstopfung kann es sich in sehr seltenen Fällen auch um einen Darmverschluss handeln. Häufig treten dann zusätzliche Symptome auf wie (blutiges) Erbrechen, kolikartige Bauchschmerzen und ein schwacher Puls. Bitte suchen Sie bei solchen Symptomen umgehend den Kinderarzt auf!

müse und Vollkorn (vor allem Hafer). Ganz wichtig ist auch, dass sich die oder der Kleine viel bewegt.

Vor allem folgende Mittel haben sich bewährt:

❀ Weichen Sie abends einige getrocknete Pflaumen, Feigen oder Rosinen in lauwarmes Wasser ein. Am nächsten Morgen kann Ihr Kind das Einweichwasser trinken und anschließend die Früchte essen. Dabei soll es intensiv kauen.

❀ Alternativ können Sie abends 1 Teelöffel Leinsamenschrot in einer Tasse lauwarmem Wasser einweichen. Am nächsten Morgen kann Ihr Kind das Einweichwasser trinken und den aufgequollenen Leinsamenschrot kauen. Die Masse quillt im Darm weiter auf und fördert die Verdauung. Dazu soll Ihr Kind zusätzlich Wasser trinken.

❀ Geben Sie Ihrem Schulkind zum Frühstück ein Müsli mit 1 Esslöffel Kleie, 1 Esslöffel eingeweichtem Leinsamenschrot und 2 Teelöffeln Milchzucker.

❀ Ihr Kind kann einen Becher Joghurt, Kefir oder Buttermilch mit 1 Teelöffel Kleie oder eingeweichtem Leinsamenschrot essen. Danach soll es Wasser trinken.

❀ Legen Sie Ihrem Kind zwei- bis dreimal täglich eine (Moor-) Wärmflasche auf den Bauch.

❀ Ein paar Gabeln rohes Sauerkraut oder ein Schnapsglas Sauerkrautsaft (Drogeriemarkt) vor den Mahlzeiten helfen beim Stuhlgang.

❀ Geben Sie Ihrem Kind vor dem Einschlafen etwas Sauerkrautsaft zu trinken.

TIPP
Vermeiden Sie es, den Stuhlgang zu einem zentralen Thema zu machen, etwa bei der Sauberkeitserziehung. Der Stuhl ist kein Geschenk des Kindes an die Eltern. Beschränken Sie die Aufmerksamkeit daher auf die notwendige Pflege, also Abputzen, Waschen und Eincremen.

- ✿ Geben Sie Ihrem Kind zwischen den Mahlzeiten frische Ananas, Papaya oder Rhabarber zu essen.
- ✿ Geben Sie Ihrem Kind auf nüchternen Magen ein Glas Wasser mit einem großen Schuss naturtrübem Apfelessig zu trinken. Bei Bedarf können Sie mit einem Teelöffel Honig süßen.

Tees gegen Verstopfung

Eine milde, aber zuverlässige Wirkung bei Verstopfung hat der Tee aus Flohsamenkraut. Auch Beifußkraut, Faulbaumrinde, Kreuzdornbeeren (alle aus der Apotheke) oder Rhabarber helfen. Bereiten Sie aus einem oder mehreren der Kräuter einen Tee zu, wie auf Seite 32 beschrieben, oder versuchen Sie folgendes Rezept:

- ✿ Mischen Sie zu gleichen Teilen Schafgarbenkraut, Stiefmütterchenkraut, Benediktendistelkraut (auch Benediktenkraut oder Bitterdistel genannt), Kamillenblüten, Faulbaumrinde und Pfefferminzblätter (alle aus der Apotheke). Überbrühen Sie 1 Esslöffel der Mischung mit einer Tasse kochendem Wasser. Zehn Minuten zugedeckt ziehen lassen und abseihen. Geben Sie Ihrem Kind abends eine Tasse warm zu trinken (wirkt auch krampflösend).

Bewegung regt den Darm an

Jede Art von Bewegung fördert die Verdauung. Vor allem Seilhüpfen, Radfahren und Wandern wirken gut gegen Verstopfung. Probieren Sie außerdem insbesondere folgende Maßnahmen aus:

- ✿ Ihr Kind legt sich auf den Rücken und Sie massieren mehrmals täglich sanft mit beiden Händen seinen Bauch im Uhrzeigersinn.

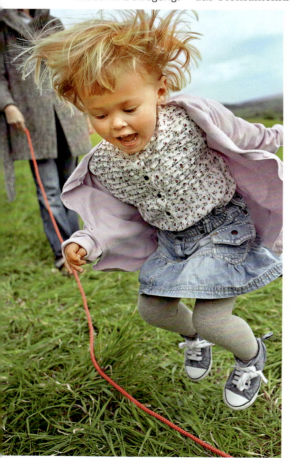

Laufen, hüpfen, springen – das bringt auch den Darm wieder in Bewegung.

WICHTIG: VERSTOPFUNG BEI SÄUGLINGEN

Gestillte Babys sollen im ersten halben Jahr nicht zusätzlich Wasser oder Tee bekommen, sie stillen sowohl Hunger als auch Durst an der Brust. Bei Ernährung mit der Flasche gilt: Ersetzen Sie nichts und ändern Sie nichts an der Zubereitung. Ihr Baby darf aber zusätzlich Tee bekommen, sofern es über seine tägliche Milchration hinaus noch etwas möchte. Erst im Beikostalter müssen Sie Ihrem Kind zusätzlich zur Milch auch Wasser oder Tee zu trinken anbieten, sobald es nennenswerte Mengen isst. In der Umstellungsphase haben Babys oft Verstopfung, weil sich ihr Darm erst an festere Kost gewöhnen muss. Solange ein Baby während dieser Zeit noch Wasser oder Tee ablehnt, sollte der Brei entsprechend flüssiger zubereitet werden. Hier wirken ein paar Löffelchen Birnenmus stuhlauflockernd.

Ganz anders ist es, wenn ein gestilltes Baby, das sich noch ausschließlich von Muttermilch ernährt und bisher täglich mehrmals Stuhlgang hatte, plötzlich zwei oder drei Tage lang keinen hat. Hier brauchen Sie sich in der Regel keine Sorgen zu machen, das ist eine normale Erscheinung der Darmentwicklung: Das voll gestillte Kind hat dann seltener Stuhlgang, aber dafür eine wesentlich größere Stuhlmenge bei jeder erfolgten Darmentleerung; der Stuhl ist dabei weich.

❀ Ihr Kind legt sich auf den Rücken, stützt seine Hände in die Hüften, streckt die Beine hoch und macht Radfahrbewegungen in der Luft.

Besonders wirksam: der Einlauf

Einen vollen Darm können Sie schnell mit Hilfe eines Einlaufs (siehe Seite 31) entleeren, entweder mit lauwarmem Wasser oder Kamillentee. Bei Babys verwenden Sie dazu eine Birnenspritze, bei Kleinkindern ein Gummiklistier und bei Schulkindern einen Irrigator. Bei chronischer Verstopfung sollten Sie diese Maßnahme allerdings nicht länger als einige Tage anwenden, sonst gewöhnt sich der Darm an diese Hilfe und arbeitet nicht mehr selbstständig. Hier verspricht eine naturheilkundliche oder homöopathische Behandlung Erfolg.

Bei Entzündungen im Unterleib

Die Organe des Unterleibs, vor allem Blase und Niere, können sich manchmal entzünden. An einer Blasenentzündung leiden eher Mädchen als Jungen, da bei ihnen über die kürzere Harnröhre leichter Bakterien in die Blase gelangen und dort eine Entzündung auslösen. Dabei kommt es zu ständigem Harndrang mit nur wenig Urin und zu brennenden Schmerzen. Als Komplikation könnte sich eine Nierenbeckenentzündung entwickeln, die mit starken Schmerzen, Fieber und Erbrechen verbunden ist. Deshalb müssen Sie mit Ihrem Kind bei Blasenbeschwerden zum Arzt oder Heilpraktiker. Eine gute homöoapthische Behandlung ist hier besonders angebracht.

Auch für Unterleibsentzündungen gibt es eine Reihe von Hausmitteln, mit denen Sie die Behandlung Ihres Kindes hilfreich begleiten können.

Sorgen Sie in erster Linie für Wärme. Der Unterkörper muss immer gut warm sein, weshalb Ihr Kind vor allem im Winter warme Wäsche und Strumpfhosen tragen soll. Kontrollieren Sie, ob seine Füße warm sind, denn kalte Füße verschlechtern auch die Durchblutung der Blasenschleimhaut. Auch warme Auflagen wie eine (Moor-)Wärmflasche oder ein Kirschkernkissen sorgen für einen warmen Unterleib. Nach dem Wasserlassen können Sie Ihrem Kind eine Wärmflasche zwischen die Beine legen.

KEIME MEIDEN
Gerade in Schwimmbädern gibt es viele Keime im Wasser. Leidet Ihr Kind wiederholt an Blasenentzündungen, sollten Sie eine Zeit lang Schwimmbäder meiden. Wichtig ist auch, nach dem Schwimmen die nassen Badesachen sofort auszuziehen, damit der Unterleib nicht auskühlt. Dies sogar an heißen Sommertagen – wenn Ihr Kind zu Blasenbeschwerden oder zu Beschwerden der Atemwege neigt.

Warme Bäder

Auch sehr warme Bäder (etwa 39 °C) helfen jetzt. Es muss kein Vollbad sein, Ihr Kind kann auch ein Sitzbad in einer Schüssel oder einer höheren Duschwanne machen. Sie können dem Wasser einige Tropfen Teebaumöl, Kamillenextrakt oder einige Tassen Eichenrindentee (siehe Seite 100) zufügen. Oder Sie machen für Ihr Kind ein Sitzdampfbad:

✿ Geben Sie dazu kochend heißen Kamillentee in einen alten Topf. Stellen Sie diesen in die Kloschüssel, bevor Ihr Kind sich darauf-

Wenn der Bauch Beschwerden macht 93

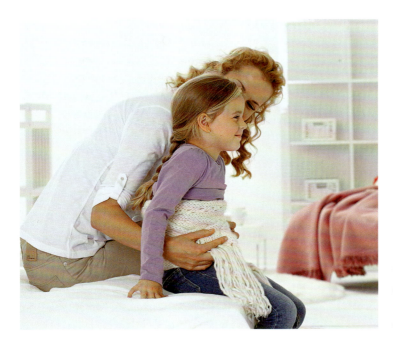

Ein Nierenwickel wärmt, entspannt und lindert die Beschwerden bei Nierenentzündungen.

setzt. Decken Sie ein Handtuch oder eine Decke darüber, damit die Dämpfe nicht entweichen.

Mit Säften und Tees die Keime herausspülen

Damit die Keime aus der Blase gespült werden, muss Ihr Kind jetzt viel trinken. Bei Blasenbeschwerden hilft, auch vorbeugend, täglich ein Glas Cranberry- oder Preiselbeersaft (aus dem Reformhaus). Neben Wasser eignen sich die folgenden warmen Tees gut zum Spülen der Blase und bei entzündlichen Erkrankungen der ableitenden Harnwege: Bärentraubenblätter (frisch oder getrocknet), Goldrutenkraut, Ackerschachtelhalm, Birkenblätter und Brennnesselblätter; um den Urin anzuregen, eignen sich auch Löwenzahnblätter (alle Tees sind in der Apotheke erhältlich).
Bereiten Sie aus einem der Kräuter einen Tee, wie auf Seite 32 beschrieben, zu und geben Sie Ihrem Kind davon einige Tassen täglich warm zu trinken.

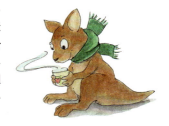

> **WICHTIG**
> Achten Sie darauf, dass sich Mädchen nach dem Toilettengang immer von vorne nach hinten abwischen, damit keine Darmbakterien in die Scheide und von dort über die Harnröhre in die Blase gelangen.

Zwiebelsäckchen für die Blase

Sie können bei einer Blasenentzündung ein Zwiebelsäckchen im Blasenbereich oberhalb des Schambeins auflegen. Bereiten Sie es genauso vor wie bei einer Ohrenentzündung (siehe Seite 55); es sollte etwa die Größe eines Waschhandschuhs haben. Die Zwiebeldämpfe wirken gut gegen die Schmerzen im Unterleib. Legen Sie eine Wärmflasche auf das Säckchen, um die Wirkung zu verstärken.

Nierenwickel

Bei einer Nierenentzündung können Sie einen sehr warmen Nierenwickel mit einem Kräutertee aus Ackerschachtelhalm zubereiten. Dazu 3 Teelöffel Kräuter mit einer Tasse kochendem Wasser übergießen und zugedeckt nach einer halben Stunde abseihen (am besten auf einem Stövchen warm halten). Ein Baumwolltuch eintauchen und oben auf den Nierenbereich legen. Mit einem etwas größeren Zwischentuch und einem Wollschal als Außentuch umwickeln und 15 Minuten aufliegen lassen.

Ungebetene Gäste: Würmer

Im Kindesalter sind Würmer gar nicht so selten, wie man meint. Dabei gibt es drei Arten, die sich im menschlichen Darm ansiedeln können: Madenwürmer, Spulwürmer und Bandwürmer. Letztere sollten von einem Arzt oder Heilpraktiker behandelt werden. Die beiden anderen können Sie meist auch mit Hausmitteln wirksam bekämpfen, sonst geben Sie Ihr Kind in fachgerechte homöopathische Behandlung.

Übertragen werden sie durch den Genuss von rohem Gemüse oder Obst – deshalb muss Rohkost, wenn sie nicht geschält wird, gründlich unter fließendem Wasser gewaschen oder noch besser für ein paar Minuten in kochendes Wasser getaucht werden.

Kinder, die befallen sind, haben oft Bauchschmerzen, manchmal auch Koliken, Brechreiz, Durchfall oder Verstopfung. Sie sind häufig nervös, unruhig und schlafen schlecht. Würmer verursachen vor allem nachts einen hartnäckigen Juckreiz am After. Das

Problem beim nächtlichen Kratzen: Dabei gelangen automatisch die winzigen Wurmeier unter die Fingernägel. Nimmt das Kind dann die Finger in den Mund, infiziert es sich immer wieder selbst. Achten Sie deshalb darauf, dass die Fingernägel Ihres Kindes immer peinlich kurz geschnitten sind. Um nachts das Kratzen am Po zu verhindern, können Sie Ihrem Kind eine enge Badehose und vielleicht auch Handschuhe anziehen.

Knoblauch und Karotten

Wirkungsvolle Mittel gegen Würmer sind Knoblauch und rohe Karotten – und zwar beides in großen Mengen! Damit Ihr Kind den Knoblauch isst, können Sie ihn in eine Tasse Milch oder ein Schälchen Joghurt einrühren.

✿ Dazu 1 bis 2 Zehen pressen und unterrühren. Geben Sie ihn 14 Tage lang jeden dritten Tag, wenn Ihr Kind ihn verträgt.

✿ Sie können auch einen Knoblauchsirup herstellen, der süß schmeckt. Kochen Sie dazu einen Teil Knoblauch mit zwei Teilen Wasser und drei Teilen Zucker zu einem Sirup und geben Sie Ihrem Kind davon 2 bis 3 Esslöffel täglich.

✿ In hartnäckigen Fällen hilft ein Einlauf mit Knoblauch. Lassen Sie dazu 20 Knoblauchzehen mit 500 Gramm geriebenen Karotten in einem Liter Wasser wie eine Suppe zehn Minuten lang kochen. Durch ein Sieb passieren und etwas abkühlen lassen. Lauwarm mit einem Irrigator oder einem Gummiklistier einlaufen lassen, je nach Alter einen Viertel- bis halben Liter (siehe Seite 31).

Wermuttee

Wurmtreibend wirkt eine Teekur mit Wermut. Geben Sie Ihrem Kind fünf Tage lang morgens auf nüchternen Magen jeweils eine Tasse leichten Wermuttee. Übergießen Sie dazu 1 Prise Wermutblätter mit einer Tasse kochendem Wasser. Kurz ziehen lassen und abseihen.

Sie können auch ein Papiertuch mit Wermuttee tränken und damit regelmäßig den Po Ihres Kindes abwischen.

TIPP
Gegen Würmerbefall können Sie auch vorbeugen, indem Sie Rohkost für zehn Minuten in Salzwasser einlegen und anschließend gründlich spülen. Dabei lösen sich die Wurmeier.

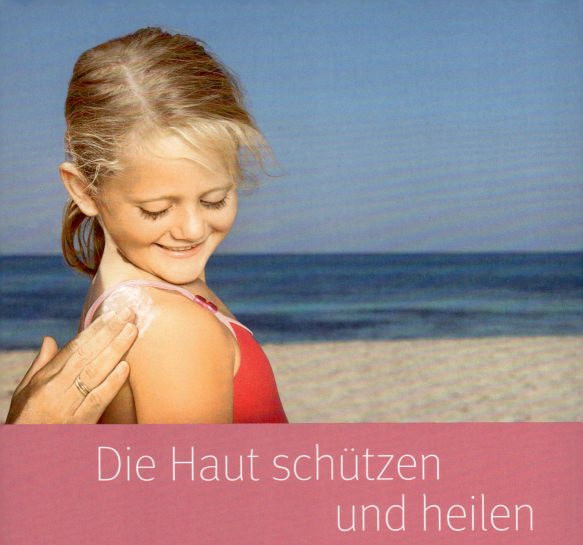

Die Haut schützen und heilen

Die Haut, unser größtes Sinnesorgan, ist bei Kindern noch sehr empfindlich und liefert daher wichtige Hinweise, wenn es ihnen nicht gut geht. Entsprechend häufig leiden Kinder an Hauterkrankungen und -verletzungen. Mal juckt ein Ekzem wie Neurodermitis, mal ist der Kopf von Läusen befallen. Auch bei zu viel Sonne leidet die Haut. Zum Glück gibt es viele wertvolle Hausmittel, mit denen Sie die Beschwerden lindern oder heilen können.

Den Juckreiz lindern

Viele Hauterkrankungen und -verletzungen werden von Juckreiz begleitet. Damit sich Ihr Kind nicht wund kratzt, möchten Sie sicher alles tun, um ihn zu lindern. Auf den folgenden Seiten finden Sie eine Reihe von Maßnahmen, die Sie in speziellen Fällen wie bei Windpocken oder bei Insektenstichen anwenden. Einige Hausmittel helfen aber auch generell gegen Juckreiz, unabhängig von der Ursache.

✿ Bei akutem Juckreiz können Sie Ihrem Kind kurz eine trockene oder feuchte kalte Kompresse (siehe Seite 25), etwa ein Kühlpad oder eine Quarkkompresse, oder einen feuchtkalten Waschlappen auf die betroffenen Stellen geben.

✿ Jucken nur kleinere Hautstellen oder einzelne Pusteln, kann eine Auflage aus Heidelbeeren helfen. Kochen Sie eine Handvoll Heidelbeeren mit wenig Wasser zu einem dicken Sud ein, den Sie dann kalt auf einen Mulllappen streichen und auf die juckende Hautstelle auflegen.

✿ Mit Essigwasser (1 Teil Essig, etwa Apfelessig, 2 Teile Wasser) können Sie den Juckreiz bei Hautausschlägen wie Windpocken durch Betupfen lindern. Bei Windpocken anschließend den Ausschlag mit Kinderpuder bestäuben.

✿ Ebenfalls bei Windpocken und anderem quälenden Juckreiz kann Ihr Kind ein Vollbad mit einem Absud aus Haferflocken nehmen. Weichen Sie dazu 500 Gramm Haferflocken für eine halbe Stunde in vier Liter warmem Wasser ein. Seihen Sie den Absud durch ein Mullsäckchen in das warme Badewasser und hängen Sie das Säckchen zusätzlich in das Wasser. Während Ihr Kind badet, das Mullsäckchen öfter schwenken und ausdrücken. Verabreichen Sie solche Bäder ein- bis zweimal täglich.

Zistrose: In mehreren Varianten empfehlenswert

Bei ganz unterschiedlichen Hauterkrankungen wie Neurodermitis, Ekzemen, Schuppenflechte und Akne ebenso wie bei fetter und entzündeter Haut hilft eine Salbe oder ein Öl mit Zistrose (Cistus incanus).

TIPP
Wenn Ihr Kind den Mund regelmäßig mit Zistrosensud spült, kann das Parodontose und Karies vorbeugen.

✿ Rühren Sie fünfprozentige Zistrosenessenz (aus der Apotheke) in eine Salbengrundlage, ein Basisöl (etwa Jojobaöl) oder Kieselgel ein. Tragen Sie die Lösung mehrmals täglich auf.

✿ Juckreizlindernd und heilend wirkt auch eine Waschung mit Zistrosensud. Geben Sie 2 bis 3 Esslöffel Zistrosenkraut (etwa 10 Gramm) in einen halben Liter Wasser, erhitzen Sie alles und lassen es fünf Minuten köcheln. Tauchen Sie dann einen Waschlappen in den Sud und befeuchten Sie die erkrankten Hautpartien. Trocknen Sie Ihr Kind anschließend nicht ab, sondern lassen Sie die Flüssigkeit auf der Haut trocknen.

Milchschorf: harmlos, aber unangenehm

Vor allem Babys und Kleinkinder sind von der unangenehmen Hautkrankheit betroffen. Zwar verschwindet das Ekzem bei den meisten wieder. Doch bei einigen bleibt die Krankheit und geht in eine Neurodermitis (siehe Seite 101) über. Milchschorf ist meist harmlos, aber unangenehm, vor allem wenn sich auf den betroffenen Hautstellen Keime ansiedeln, die zu Entzündungen führen können. In diesen Fällen sollten Sie zum Kinderarzt oder Heilpraktiker gehen und eine Behandlung einleiten, die tiefere Ursachen und nicht nur oberflächliche Symptome anspricht. Ansons-

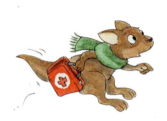

STIEFMÜTTERCHENKRAUT GEGEN MILCHSCHORF

Gegen Milchschorf hilft auch eine Auflage aus Tee mit Stiefmütterchenkraut:

✿ Mischen Sie einen Kräutertee aus je 30 Gramm Stiefmütterchenkraut und Zaubernussblättern (Hamamelis) sowie je 20 Gramm Odermennig und Taubnesselblüten.

✿ Übergießen Sie 1 Esslöffel der Teemischung mit einem Viertelliter kochendem Wasser. Nach fünf Minuten abseihen.

✿ Tränken Sie ein Stofftaschentuch mit dem körperwarmen Tee und legen Sie es auf den betroffenen Bereich.

✿ Darüber geben Sie möglichst eine Wärmflasche oder ein warmes Traubenkernkissen. Nach fünf Minuten können Sie den Umschlag wieder abnehmen.

✿ Diese Auflage können Sie bis zu dreimal täglich anwenden.

ten gibt es eine Reihe von Maßnahmen und Hausmitteln, die bei Milchschorf helfen.
✿ Verwenden Sie bei Ihrem Kind ausschließlich Hautpflegemittel ohne Parfüm.
✿ Schneiden Sie ihm die Fingernägel so kurz wie möglich, damit es sich nicht wund kratzen kann.
✿ Verwenden Sie keine Kleidung aus Wolle oder Kunstfasern, sondern ausschließlich aus Baumwolle oder Seide.
✿ Waschen Sie neue Anziehsachen vor dem ersten Tragen, aber mit nur wenig Waschpulver, und spülen Sie sie hinterher besonders gründlich.
✿ Gegen den Juckreiz können Sie Ihrem Kind einige Minuten lang ein kühles, feuchtes Tuch auflegen.
✿ Fetten Sie die betroffenen Hautstellen am besten mit Baby-, Oliven- oder Johanniskrautöl ein. Danach lassen sich die aufgeweichten Schuppen am besten mit einem Kamm auskämmen.
✿ Sie können die Schuppen auch mit einem Stiefmütterchentee behandeln. Dazu 1 Esslöffel Stiefmütterchenkraut mit einem Viertelliter kochendem Wasser übergießen, nach zehn Minuten abseihen. Ein kleines Tuch in den lauwarmen Sud eintauchen, die Schuppen betupfen und vorsichtig entfernen. Anschließend nochmals mit dem Tee betupfen.

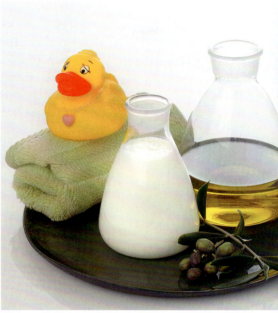

Olivenöl hilft, verschorfte Hautstellen von Schuppen zu befreien.

Empfindlich: die Haut unter der Windel

Babys leiden nicht nur häufig an Milchschorf, sondern auch an Windeldermatitis und Windelsoor. Wenn der Windelbereich wenig Luft abbekommt und zu oft feucht ist, fühlen sich Bakterien und Pilze hier besonders wohl. Bei einer Windeldermatitis wird die Haut rot, manchmal bilden sich auch kleine Pusteln. Ähnlich sieht es beim Windelsoor aus, nur dass der Ausschlag hier stärker ist und von Candida-Pilzen verursacht wird. Die Haut braucht in beiden Fällen viel Luft und sollte möglichst immer trocken sein. Wechseln Sie deshalb häufig die Windel und lassen Sie Ihr Baby möglichst längere Zeit ohne Windel liegen.

❀ Benutzen Sie zum Abputzen des Windelbereichs nur Wasser, keine Öl- oder Reinigungstücher, da deren chemische Zusatzstoffe die dünne Haut leicht angreifen können. Verwenden Sie stattdessen einen feuchten Waschlappen (kann man unterwegs genauso leicht dabeihaben wie die Packung mit den Feuchttüchern) oder gönnen Sie dem Babypopo ein kurzes Tauchbad im Waschbecken – so wird die oberste Hautschicht am wenigsten strapaziert.

❀ Tupfen Sie anschließend den Windelbereich vorsichtig trocken und behandeln Sie gerötete Haut mit Calendula-Babycreme.

Wohltuende Sitzbäder

Bereits ab der vierten Lebenswoche können Sie für Ihr Baby ein Sitzbad bereiten, das bei Windeldermatitis und Windelsoor hilft:

❀ In der Baby-Badewanne, einer großen Schüssel oder im Badeeimer können Sie so viel Wasser einfüllen, dass Ihr Baby bis zum Bauch darin »sitzen« kann. Achten Sie darauf, dass der Oberkörper nicht auskühlt.

❀ Geben Sie 2 Esslöffel Eichenrinde in einen halben Liter kaltes Wasser und lassen Sie den Sud zehn Minuten köcheln. Dann abseihen und ins Badewasser (37 °C) geben.

❀ Sie können Ihr Baby zweimal täglich auf diese Weise baden, bis sich der Ausschlag gebessert hat. Da Eichenrinde stark abfärbt, sollten Sie die Wanne gleich nach Benutzung mit Zitronensaft reinigen.

TIPP
Ein Sitzbad mit Eichenrinde oder Kamille tut auch bei Scheiden- oder Vorhautentzündung gut!

Bei Windeldermatitis (nicht bei Windelsoor!) kann Ihr Kind auch ein Sitzbad mit Kamillentee machen. Geben Sie dazu 2 Esslöffel Kamillenblüten in zwei Liter Wasser und köcheln Sie den Sud zehn Minuten lang. Dann abseihen und in das Badewasser (37 °C) geben. Ihr Kind kann darin zweimal täglich bis zu 20 Minuten baden, bis sich der Ausschlag bessert.

Quälende Neurodermitis

Kinder, die unter Neurodermitis (atopischem Ekzem) leiden, brauchen immer medizinische oder naturheilkundliche Betreuung. Eine homöopathische Konstitutionstherapie führt oft zu einem sehr milden Verlauf.

Sie können das Leiden Ihres Kindes außerdem durch einige Hausmittel und Maßnahmen deutlich lindern.

Kratzt Ihr Baby sich nachts auf, können Sie ihm über Nacht Fäustlinge aus Baumwolle überziehen. Wie beim Milchschorf (siehe Seite 98) sollten Sie einige Regeln bei der Kleidung beachten: keine Wolle und Kunstfaser, dafür Baumwolle und Seide.

Wirksame Hautpflege

Bei Neurodermitis produziert die Haut selbst nicht genügend Fett. Dies muss durch Hautpflege ausgeglichen werden. Cremen Sie Ihr Kind zwei- bis viermal täglich ein und variieren Sie die Pflege je nach Hautzustand und Wetter:

- Salben bewahren die eigene Feuchtigkeit der Haut am besten. Je nach Fettgehalt können sie die Haut mehr oder weniger abdichten, ja geradezu verschließen. Das ist bei sehr trockener Haut und bei kaltem Wetter angenehm. Doch bei Hitze könnte das Kind unter einer schweren Fettsalbe schwitzen und die Haut dadurch leiden.
- Cremes verschließen die Haut weniger, bewahren aber die eigene Hautfeuchtigkeit auch nicht so gut. Sie kommen insbesondere im Sommer zum Einsatz und wenn die Haut gerade weniger trocken ist.
- Lotionen verleihen der Haut durch hohen Wassergehalt kurzfristig angenehme Feuchtigkeit. Beim Verdunsten des Wassers wird sie jedoch trockener als vorher. Lotionen eignen sich für nässende Hautpartien, wo eine Salbe nicht haftet.
- Gels sind auf nässenden Stellen eine Alternative zu Lotionen. Ihre chemischen Bestandteile wirken ebenfalls kurzfristig angenehm befeuchtend, aber langfristig eher austrocknend.
- Wenn Ihr Kind gerne badet, sind rückfettende Ölbäder ein

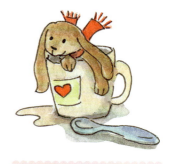

TIPP
Bei Hautausschlägen hilft Tee aus getrockneten Stiefmütterchen (aus der Apotheke). 2 gehäufte Teelöffel mit einem Viertelliter kaltem Wasser zum Sieden bringen, zehn Minuten ziehen lassen, dann abseihen. Ihr Kind kann den Tee trinken oder Sie können ihn auf die betroffenen Stellen tupfen; danach eincremen.

Mittel, der Haut großflächig zu helfen. Cremen Sie Ihr Kleines sofort nach dem Baden ein, solange die Haut noch etwas feucht ist (aber nicht mehr nass).

❀ Omega-3- und Omega-6-Fettsäuren können die Rückfettung der Haut unterstützen und entzündungshemmend wirken, werden aber unterschiedlich gut vertragen. Bekannt für ihren reichen Gehalt an Omega-Fettsäuren sind Nachtkerzenöl, Fischöl, Leinöl und andere hochwertige Öle. Ebenfalls reich an Omega-Fettsäuren sowie entzündungshemmenden Faktoren und sehr gut verträglich ist Muttermilch, die man hier auch äußerlich anwenden kann.

Baden tut jetzt gut

Es gibt unterschiedliche Bäder, die den Juckreiz lindern und die empfindliche Haut pflegen. Nach dem Baden sollten Sie Ihr Kind zum Beispiel mit Ringelblumensalbe oder Johanniskrautöl einreiben (beachten Sie dazu bitte den Hinweis auf Seite 50).

❀ Ihr Kind kann zweimal pro Woche ein Vollbad (37 °C) mit Salz aus dem Toten Meer nehmen

PFLANZLICHE ZUSÄTZE

Pflanzliche Zusätze können juckreizmildernd, beschwerdelindernd und entzündungshemmend wirken. In behördlichen Tests haben nur wenige Pflanzen eine zuverlässige Wirkung gezeigt: Nachtkerzensamen als Öl, Johanniskrautöl und die graubehaarte Zistrose (Cistus incanus), die als Salbe oder auch als Tee und Waschung angewendet werden kann. In der Praxis bewährt haben sich Pflanzenauszüge in speziellen Produkten europäischer Hersteller (Berberis, Cardiospermum, Stiefmütterchen, Tigergras). Gesundheitsbehörden warnen vor importierten Produkten (etwa mit chinesischen Pflanzen), die sich in Tests öfter als verunreinigt (unter anderem mit Quecksilber oder Arsen) und kortisonhaltig erwiesen haben. Vorsicht auch mit Kamille: Sie kann bei vorgeschädigter Haut Allergien beziehungsweise sogenannte Kreuzreaktionen auslösen. Das heißt, es treten allergische Reaktionen gegen einen Stoff auf, der ähnlich aufgebaut ist wie der tatsächliche Allergieauslöser.

Die Haut schützen und heilen

✿ Bereiten Sie ein Vollbad mit 37 °C Wassertemperatur. Geben Sie 1 Esslöffel Olivenöl und einen Viertelliter Vollmilch in das Wasser. Nach zehn Minuten tupfen Sie die Haut Ihres Kindes nur ab und cremen es ein. Anschließend zieht es sich an.

Auch die Sonne ist Medizin

Gehen Sie mit Ihrem Kind nach draußen und lassen Sie die Sonne auf die betroffenen Stellen scheinen – es sei denn, es ist Johanniskrautöl auf der Haut (siehe Seite 50). Meiden sollten Sie dabei immer die Mittagssonne, vor allem im Sommer. Und in den ersten zwölf Lebensmonaten darf Ihr Kind nur indirekter Sonnenbestrahlung ausgesetzt sein.

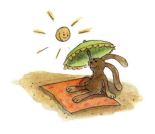

Wenn Ihr Kind zu viel Sonne erwischt hat

So wichtig und wohltuend die Sonne ist – wir müssen uns auch vor zu viel Sonneneinstrahlung schützen. Das gilt erst recht für die empfindliche Kinderhaut. Denn ein Sonnenbrand ist sehr schädlich und ein Sonnenstich nicht ungefährlich.

Ein Sonnenbrand ist eine schmerzhafte Entzündung der Haut. Am besten ist, wenn man ihn erst gar nicht bekommt. Ist es doch passiert, gibt es zum Glück einige sehr wirksame Hausmittel, vor allem aus der Küche, die die Schmerzen erträglicher machen:

✿ Das vielleicht wirksamste Naturheilmittel ist Johanniskrautöl. Ölen Sie abends die Hautstellen, die zu viel Sonne abbekommen haben, wiederholt damit ein. Am nächsten Tag darf Ihr Kind dann nicht an die Sonne (siehe Seite 50) – aber das ist nach einem Sonnenbrand ohnehin nicht ratsam.

✿ Sie können die betroffenen Stellen mit fettem Quark, Naturjoghurt oder Buttermilch bestreichen. Das entspannt die Haut und mildert die Schmerzen. Nach einer halben Stunde sehr gründlich und vorsichtig mit lauwarmem Wasser abwaschen, um Infektionen vorzubeugen.

✿ Einen ähnlichen Effekt haben frische Gurken- oder Kartoffelscheiben, die Sie auf die brennenden und geröteten Hautstellen legen können.

> **TIPP**
> Bei Sonnenbrand können Sie Essig auch pur auftragen. Am besten nehmen Sie einen Zerstäuber, da die Haut jetzt sehr berührungsempfindlich ist. Der Schmerz ist dabei kurz und heftig, dafür kann das Kind in der Nacht ruhig schlafen.

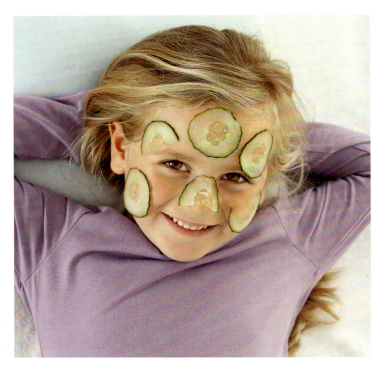

Wirkungsvolle Maskerade: Frische Gurkenscheiben lindern die Beschwerden bei Sonnenbrand.

✿ Oder Sie tauchen Baumwoll- oder Leinentücher in eine Kochsalzlösung (ein halber Teelöffel Salz auf einen Viertelliter Wasser), drücken sie leicht aus und legen sie auf die verbrannten Hautpartien.

✿ Mischen Sie zwei Tassen kaltes Wasser mit einer Tasse Essig und tränken Sie Baumwoll- oder Leintücher damit. Legen Sie die Tücher leicht ausgedrückt auf die geröteten Hautbereiche.

✿ Wenn Sie eine Aloe-Vera-Pflanze besitzen, schneiden Sie davon ein kleines Stück ab, halbieren es und betupfen mit dem austretenden dickflüssigen Saft die Brandstellen.

✿ Pressen Sie eine halbe Zitrone aus, geben Sie die gleiche Menge Wasser dazu und bestreichen Sie damit die verbrannten Hautstellen oder sprühen Sie das Zitronenwasser mit dem Zerstäuber auf die verbrannte Haut.

Die Haut schützen und heilen   105

❀ Übergießen Sie 1 Esslöffel getrocknete Eichenrinde mit einem Viertelliter kochendem Wasser. Nach zehn Minuten abseihen, ein Tuch eintauchen und lauwarm auf die betroffenen Hautstellen legen. Die Gerbstoffe der Eichenrinde beschleunigen den Heilungsprozess der Haut.

❀ Sie können auch ein Tuch in Sanddornöl (aus der Apotheke) tränken und es auf die geröteten Hautstellen legen.

> **TIPP: After-Sun-Lotion aus der Küche**
> Ein Stück Gurke (etwa fünf Zentimeter lang) fein raspeln und den Saft durch ein Tuch auspressen. Den Gurkensaft mit einem Becher vollfettem Joghurt gut verrühren. Diese Lotion dünn auf die gereizten Hautstellen auftragen. Sie zieht gut ein und kann später, etwa vor dem Schlafengehen, einfach abgeduscht werden. Die Lotion kühlt angenehm und gibt der Haut Fett und Feuchtigkeit zurück.

Bei starkem Sonnenbrand

Behandeln Sie starken Sonnenbrand wie eine Verbrennung oder Verbrühung (siehe Seite 111). Am besten geben Sie sofort Essig auf die verbrannten Stellen oder lassen warmes bis sehr warmes Wasser darüberlaufen. So verschwinden die Schmerzen am schnellsten, die Verbrennung heilt gut ab und es kommt oft nicht einmal zur Blasenbildung. Wenn Sie kaltes Wasser über die Wunde laufen lassen, verschwinden die Schmerzen zwar zunächst sehr schnell, sie kehren hinterher aber meist umso heftiger wieder. Zudem dauert der Heilungsprozess deutlich länger, als wenn Sie warmes Wasser anwenden. Anschließend kommt die Wundversorgung – auch die führen Sie wie bei starken Brandwunden und bei Verbrühungen durch.

Ein Bad lindert

Ihr Kind kann bei Sonnenbrand ein nicht zu warmes Bad nehmen. Sie können darin 1 Tasse Apfelessig auflösen. Das hilft sehr gut! Oder Sie bereiten ihm ein Molkebad:.

❀ Lösen Sie dazu 8 Esslöffel Molkepulver in etwa 21 °C warmem Badewasser. Ihr Kind kann darin eine Viertelstunde liegen bleiben. Damit es nicht auskühlt, können Sie ein bisschen warmes Wasser nachgießen. Danach trocknen Sie Ihr Kind nicht ab, sondern lassen die Lösung auf der Haut trocknen. Anschließend kann sich Ihr Kind anziehen.

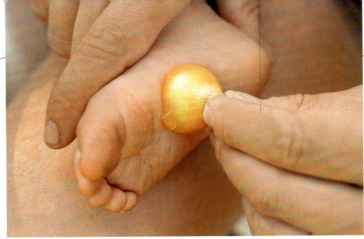

Schnell zur Hand und höchst wirksam: Zwiebeln sind ein bewährtes Hausmittel bei Insektenstichen.

Schnelle Hilfe bei Insektenstichen

Nach einem Insektenstich ist der Schreck meist größer als die Folgen. Je schneller ein Stich behandelt wird, desto weniger schwillt er an und schmerzt. Reagiert Ihr Kind jedoch mit Schwindel, Übelkeit oder Herzrasen auf einen Insektenstich, müssen Sie sofort den Notarzt rufen! Denn dann ist es vermutlich gegen das Bienen- oder Wespengift allergisch. In diesem Fall muss es in Zukunft immer ein Notfallset dabeihaben. Bilden sich stark vergrößerte Quaddeln um den Stich, sollten Sie einen Arzt oder Heilpraktiker aufsuchen.

Ansonsten haben sich folgende Maßnahmen bewährt:

❋ Wenn Sie unterwegs sind und keine Hausmittel zur Hand haben, kann Ihr Kind Spucke auf die Stichwunde auftragen: Sie neutralisiert das Gift und hilft so fürs Erste.

❋ Falls der Stachel nach einem Bienenstich noch in der Haut steckt, entfernen Sie ihn vorsichtig, indem Sie ihn mit einem Finger herausstreichen. Denn wenn Sie ihn zwischen zwei Fingern greifen, drücken Sie das Gift erst recht in die Wunde hinein.

❋ Gegen Schmerzen und die Schwellung hilft am zuverlässigsten eine Zwiebel. Diese quer halbieren und mit der Schnittstelle sanft auf den Stich drücken. Der Zwiebelsaft zieht das Gift aus dem Gewebe. Im Sommer sollten Sie unterwegs immer eine kleine Zwiebel im Rucksack haben!

❋ Sie können auch eine Zitronen-, Kartoffel- oder Apfelscheibe auflegen oder eine Kompresse mit Essigwasser machen. Beides lindert die Schwellung und den Juckreiz.

TIPP
In mückenreichen Gebieten hilft es, wenn Sie Schafgarben-, Tomatenkraut oder Geranienblätter verreiben. Auch Rauch, Zitronenmelissenzweige oder Tomatenpflanzen vertreiben durch ihren Geruch die Mücken.

❀ Oder Sie machen Calendula-Umschläge: Verdünnen Sie dazu Calendula-Essenz (aus der Apotheke) im Verhältnis 1:9 mit Wasser. Tauchen Sie ein kleines Baumwolltüchlein ein und legen Sie es auf die Wunde. Bei Bedarf erneuern.

Zeckenbisse

Zecken können gefährliche Krankheiten wie Frühsommer-Meningo-Enzephalitis (FSME) oder Borreliose übertragen. Bei einem Zeckenbiss sollten Sie deshalb sehr sorgsam reagieren.

Entfernen Sie die Zecke mit einer Zeckenzange (aus der Apotheke). Dazu öffnen Sie die Zange, geben sie um die ganze Zecke bis zum Hautansatz und lassen sie dann schließen. Dadurch stellen Sie sicher, dass die ganze Zecke herausgezogen wird. Danach desinfizieren Sie die Bissstelle mit Alkohol und cremen sie dreimal täglich mit Ringelblumensalbe ein. Auch frische, zerriebene Spitzwegerichblätter können Sie auf die juckenden Stellen legen und etwas einreiben. Das lindert den Juckreiz ebenso wie eine halbierte Zwiebel oder eine Kompresse mit Essigwasser.

Beobachten Sie die Einstichstelle mehrere Wochen lang. Falls sie sich verändert, informieren Sie umgehend Ihren Arzt oder Heilpraktiker. Am besten notieren Sie sich die Einstichstelle beim Entfernen der Zecke, um zu beobachten, ob sich eine Rötung bildet, insbesondere die sogenannte Wanderröte: Das ist ein roter Kreis, der immer größer wird. Sie bildet sich bei der Hälfte der Infektionen mit Borrelien. Andere Frühzeichen einer möglichen FSME- oder Borreliose-Infektion sind grippeähnliche Krankheitszeichen in den ersten zehn Tagen nach einem Stich.

Zur Vorbeugung gegen Zeckenbisse sollte Ihr Kind auf Spaziergängen immer lange Hosen und Socken tragen – auch im Hochsommer. Suchen Sie am Abend nach jedem Aufenthalt im Freien den Körper Ihres Kindes gründlich nach Zecken ab, auch den Kopf. Widmen Sie dabei auch den Hautfalten Aufmerksamkeit: Zecken wandern gerne unter der Kleidung zu einem warmen Plätzchen weiter! Je früher Sie eine Zecke entfernen, umso geringer ist die Gefahr, dass Krankheitserreger übertragen werden.

> **WICHTIG**
> Bitte die Zecke nicht abdrehen oder mit Öl, Klebstoff oder Nagellack »ertränken«. Das macht sie nicht unschädlich, sondern erhöht die Gefahr einer Ansteckung! Aus dem gleichen Grund problematisch ist das Quetschen der Zecke.

Lästige Untermieter: Kopfläuse

Fast jedes Kind bringt aus dem Kindergarten irgendwann Kopfläuse mit nach Hause, manche Kinder sogar mehrmals. Noch immer denken viele Eltern, das sei ein Zeichen mangelnder Sauberkeit und Hygiene, und tabuisieren das Thema. Dabei befallen einen die lästigen Krabbeltiere ganz schnell, indem sie von einem Kopf auf den anderen springen. Deshalb grassieren sie auch vor allem dort, wo viele (kleine) Menschen ihre Köpfe oft zusammenstecken: in der Kita, in der Grundschule und im Sportverein. Manchmal hüpfen sie sogar auf die Haare der Eltern. Dann hilft nur noch, der ganzen Familie gründlich die Köpfe zu waschen, und zwar mit einem Läusemittel aus der Apotheke. Wenn Sie jedoch kein chemisches Läuseshampoo verwenden möchten, muss Ihr Kind so lange zu Hause bleiben, bis sich keine Läuse und Nissen mehr auf seinem Kopf befinden. Nur so ist sichergestellt, dass es keine anderen Kinder anstecken kann. Denn sonst beginnt eine Endlosschleife, bei der die Kopfläuse immer wieder von einem auf den anderen übertragen werden.

In jedem Fall müssen Sie täglich die Eier (Nissen) und die winzig kleinen schwarzen Läuse mit einem sehr feinen Nissenkamm auskämmen. Waschen Sie außerdem die Handtücher und den Kopfkissenbezug Ihres Kindes bei mindestens 60 °C und stecken Sie seine Kuscheltiere mindestens zwei Tage lang in das Tiefkühlfach.

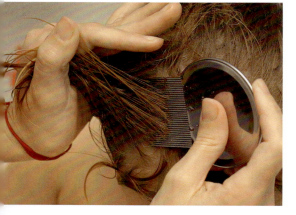

Nur mit einem feinen Nissenkamm lassen sich Läuse und Nissen zuverlässig entfernen.

Achten Sie auch darauf, dass sich die übrigen Familienmitglieder nicht anstecken. Mit einer täglichen »Läusekontrolle« und den nachstehend beschriebenen Maßnahmen haben Sie gute Aussichten auf Erfolg.

Dem Läusebefall vorbeugen

Es gibt einige sehr wirksame Maßnahmen gegen Läusebefall. Zwar bieten auch sie keine hundertprozentige Erfolgsgarantie. Aber sie sind einen Versuch wert – vor allem wenn der gefürchtete Hinweis im Kindergarten aus-

hängt, dass in der Einrichtung Kopfläuse ihr Unwesen treiben, und Ihr Kind noch nicht befallen ist:
- Machen Sie eine Haarspülung mit einer Tasse Apfelessig oder Zitronensaft auf zwei Tassen Wasser. Verteilen Sie die Mischung gut in Haar und Kopfhaut und spülen Sie die Lösung nicht aus. Das hält die Läuse fern.
- Geben Sie einige Tropfen Lavendelöl in ein Glas Wasser und verteilen Sie die Lösung gut auf der Kopfhaut.
- Verwenden Sie Shampoos, die Weidenteer oder Pflanzenöle wie Kokos und Soja enthalten.
- Achten Sie sorgfältig darauf, dass Ihr Kind keine fremden Kopfbedeckungen aufsetzt.
- Reinigen Sie Kämme und Bürsten regelmäßig einmal in der Woche mit Essigwasser.

Harmlos, aber unschön: Warzen

Gerade für größere Kinder sind Warzen ein belastendes ästhetisches Problem. Manchmal tauchen sie auch an Stellen auf, wo sie einfach stören.

Zwar kennt die Schulmedizin inzwischen wirksame Methoden, die Warzen verschwinden lassen. Dafür bilden sich meist an anderen Körperstellen gleich wieder neue. Dagegen helfen einfache pflanzliche Mittel mitunter sehr wirkungsvoll und sind vergleichsweise leicht anzuwenden.

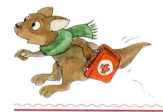

WICHTIG
Bitte wenden Sie Schöllkraut nie innerlich an, denn so wäre die wertvolle Heilpflanze giftig!

- Am zuverlässigsten ist der Saft des Schöllkrauts. Es wächst praktisch überall. Sie können einfach ein Stengelchen abbrechen, der gelbe Saft tritt von alleine aus. Damit betupfen Sie die Warze mehrmals täglich. Diese verschwindet meist rasch, ohne dass eine Narbe zurückbleibt.
- Sie können auch eine Zwiebel salzen und ausdrücken. Mit dem austretenden Saft betupfen Sie die Warze mehrmals täglich, diese trocknet dann oft aus.
- Dasselbe soll gesalzener Saft von Ringelblumen bewirken. Tragen Sie diesen auf ein Pflaster auf und kleben Sie es auf die Hautstelle mit der Warze.

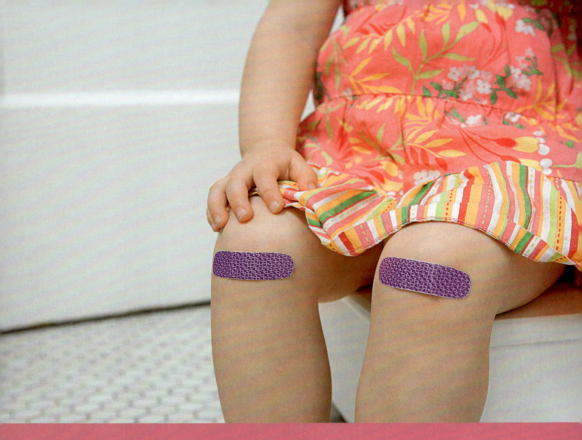

Verletzungen richtig behandeln

Kinder verletzen sich oft schnell: hier ein blauer Fleck, dort eine Schürfwunde oder eine Verstauchung. Die meist harmlosen Verletzungen können Sie mit geeigneten Hausmitteln fast immer selbst behandeln. Auch kleinere Verbrennungen und Nasenbluten bekommen Sie damit schnell in den Griff. Nur bei größeren und nicht problemlos abheilenden Verletzungen sollten Sie mit Ihrem Kind den Arzt oder Heilpraktiker aufsuchen.

Kleine Verbrennungen selbst behandeln

Mit größeren Verbrennungen und Verbrühungen müssen Sie immer sofort in die Ambulanz der Kinderklinik gehen oder einen Notarzt rufen. Suchen Sie auch dann medizinische Hilfe, wenn die Wunde offen oder eitrig ist (bei Verbrennung tritt das erst in einem späteren Stadium auf). Die Gefährlichkeit einer Verbrennung hängt sowohl von ihrer Intensität als auch von ihrem Ausmaß ab, also von der Größe der betroffenen Hautfläche (siehe Kasten). Kleinere, nicht offene Wunden können Sie selbst versorgen.

❀ Halten Sie die verbrannte oder verbrühte Stelle sofort und möglichst lange unter fließendes kühles Wasser (etwa 20 °C). Nehmen Sie kein ganz kaltes Wasser – und auf keinen Fall Eis: Damit ginge man das Risiko von Erfrierungen ein.

❀ Alternativ und nach dem homöopathischen Prinzip »Ähnliches werde durch Ähnliches geheilt«: Halten Sie die Stelle unter warmes bis sehr warmes Leitungswasser oder geben Sie Essig auf die Wunde (siehe Seite 23).

❀ Bei Rötungen (ohne Blasenbildung) können Sie die Brandstelle mit Quark, Joghurt oder Aloe-Vera-Saft bestreichen.

> **WICHTIG**
> Manche Unfälle jagen nicht nur dem Kind, sondern auch den Eltern großen Schrecken ein. Doch auch wenn Ihr Kind laut schreit und offenbar schwerer verletzt ist: Versuchen Sie, ruhig zu bleiben! Gerade jetzt braucht Ihr Kind Beruhigung und Zuwendung.

VERBRENNUNGEN EINSCHÄTZEN

Man unterscheidet Verbrennungen unterschiedlichen Grades:
Grad 1: Rötung, Schmerz
Grad 2: Blasen und Rötung, starker Schmerz
Grad 3 und 4: Braunschwarz-Färbung, überaus heftige Schmerzen in den umliegenden Bereichen der Verbrennung; das verbrannte Gewebe selbst ist abgestorben.
Auch eine leichte Verbrennung (ersten Grades) ist lebensbedrohlich, wenn zwei Drittel der Hautoberfläche (oder mehr) betroffen sind. Eine Verbrennung zweiten Grades ist bei Kindern ebenfalls lebensbedrohlich, wenn zehn Prozent der Körperoberfläche verbrannt sind. Als Faustregel gilt: Die Handfläche einschließlich der Finger beträgt ein Prozent der Körperoberfläche.

- Auch eine Scheibe rohe Kartoffel können Sie auf eine nicht offene Brandwunde legen.
- Als »natürliches Pflaster« wirkt Eiweiß. Schlagen Sie ein Ei auf und bestreichen Sie die verbrannte Stelle mit dem Eiweiß. Waschen Sie die Stelle einige Tage lang nicht oder erneuern Sie das »Pflaster« nach dem Waschen. So verhindern Sie Infektionen und unter der schützenden Schicht kann sich neue Haut bilden.
- Ein wirksamer Tipp für die Behandlung von Verbrennungen stammt von der Homöopathin Monika Schroeder: Zünden Sie Watte aus 100 Prozent Baumwolle an und lassen Sie diese verkohlen. Dabei reichen 100 Gramm Watte für eine Wunde von der Größe einer Handfläche aus. Mischen Sie die Rückstände mit so viel Olivenöl, dass eine schwarze Paste entsteht und tragen Sie die vorsichtig auf die Wunde auf. Die Schmerzen lassen dann sofort nach. Aus der Paste und dem Wundsekret bildet sich bald eine Kruste. Lassen Sie die Wunde an der Luft trocknen und legen Sie keinen Verband an. Nach einigen Tagen fällt die Kruste von alleine ab und die völlig geheilte Haut erscheint.
- Bereiten Sie eine Verbenen-Kompresse: Zerreiben Sie dazu 2 Teelöffel getrocknete Verbena (beziehungsweise Eisenkraut) zwischen den Händen und übergießen Sie diese mit einem Viertelliter kochendem Wasser. Fünf Minuten zugedeckt ziehen lassen, dann ein kleines Tüchlein eintauchen, leicht ausdrücken und auf die Wunde legen. Sie können die Kompresse mit einer Mullbinde fixieren.
- Hat sich Ihr Kind die Zunge verbrannt, kann es einen Schluck Sahne zur Kühlung nehmen oder einen Eiswürfel lutschen.

> **WICHTIG**
> Stechen Sie Brandblasen nicht auf und geben Sie auch kein Öl, kein Fett, keine Butter und kein Mehl auf eine Brandwunde. Auch wenn das manche für ein geeignetes Hausmittel halten: Es ist Unsinn!

Stöße und ihre Folgen

Hat sich Ihr Kind heftig gestoßen, kommt es zu Blutergüssen, Prellungen oder Verstauchungen. Als schnelle Hilfe eignet sich in diesen Fällen ein Kühlpad aus dem Kühlschrank, das Sie einige Minuten auf die Verletzung drücken. Sind die Beschwerden danach noch nicht verschwunden, können Sie eine der hier beschriebenen Kompressen anwenden.

Einreibungen und Kompressen

✿ Bei Prellungen und Verstauchungen hilft das Einreiben mit zehnprozentiger Arnikasalbe (aus der Apotheke). Geben Sie etwas davon auf die schmerzende Stelle und massieren Sie es vorsichtig in die Haut ein.

✿ Ist Ihr Kind zum Beispiel mit dem Fahrrad gestürzt oder die Treppe heruntergefallen und hat Prellungen am ganzen Rücken, reiben Sie die Flächen am besten mit Johanniskrautöl ein. Oder Sie machen damit bei kleineren Verletzungen eine Kompresse. Geben Sie dazu etwas Johanniskrautöl auf ein Tüchlein und legen Sie es auf die verletzte Stelle. Fixieren Sie die Kompresse, zum Beispiel mit einer Mullbinde, und lassen Sie sie etwa zehn Minuten lang wirken.

✿ Bereiten Sie eine kühle Magerquarkkompresse. Streichen Sie einfach etwas kühlschrankkalten Quark millimeterdick auf ein Tuch und legen Sie dieses auf die betroffene Stelle. Sparen Sie die Brustwarzen aus, wenn eine Verletzung an der Brust vorliegt. Sie können die Kompresse mit einem Wickel oder einer Mullbinde fixieren. Ist der Quark getrocknet oder die Kompresse warm, entfernen Sie diese und waschen die Reste vorsichtig ab. Damit das Abwaschen nicht so lästig wird, können Sie den Quark auch in eine Mullwindel oder Mullbinde einschlagen – also eine Hälfte bestreichen, die andere darüberschlagen – und auf die Wunde geben.

Kleinere Wunden versorgen

Sobald das Kind die ersten Schritte gehen kann, wird es gefährlich: Unweigerlich fällt es immer wieder mal hin. Bewegt es sich dann später mit Roller oder Fahrrad flotter fort, werden auch die Verletzungen entsprechend größer. Doch mit der richtigen elterlichen Behandlung tut's bald nicht mehr weh.

Eine Wunde reinigt sich von selbst, indem sie blutet und damit eingedrungene Fremdkörper und Bakterien zum größten Teil ausschwemmt. Lassen Sie sie ausbluten und an der Luft trocknen. Tagsüber können Sie eine kleine Wunde mit einem Pflaster vor

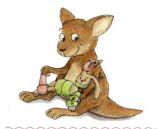

WICHTIG
Beginnt die verletzte Stelle sich zu röten und rötet sich auch die dazugehörende Lymphbahn, so liegt eine Blutvergiftung vor. Damit müssen Sie umgehend in die Kinderklinik!

> **TIPP**
> Bei einer Nagelverletzung kann Ihr Kind den betroffenen Finger oder Zeh in Johanniskrauttee (Zubereitung siehe Seite 32) baden.

Verunreinigungen, etwa beim Sandspielen, schützen. Größere Blessuren bekommen einen Mullverband. Ist dieser festgeklebt, können Sie ihn mit verdünnter Calendula-Tinktur aufweichen. Vorsicht: Geben Sie keine Arnika-Tinktur auf eine offene Wunde, auch wenn es als altes Hausmittel gilt. Es besteht Entzündungsgefahr!

Blutet die Wunde überhaupt nicht, was häufig nach einem Schock sowie bei Stich- oder Bissverletzungen der Fall ist, sollten Sie in der Umgebung (nicht auf!) der Wunde mit festem Druck massieren, um sie zum Bluten zu bringen. Erst dann werden Fremdkörper und Bakterien ausgespült.

Ist die Wunde trocken oder hat sich auf einer offenen Wunde eine Kruste gebildet, können Sie immer wieder etwas Ringelblumensalbe darauflegen.

Bessere Heilung mit Kompressen

✿ Befreien Sie stark verunreinigte Wunden von Fremdkörpern und reinigen Sie die Wunde anschließend mit einer Kochsalzlösung (siehe Seite 62) oder mit verdünnter Calendula-Tinktur. Dafür verwenden Sie 5 Tropfen der Tinktur auf eine Tasse der Kochsalzlösung. Tränken Sie dann ein Läppchen oder einen Tupfer darin, legen Sie ihn mehrmals feucht auf die Wunde und wischen Sie die Verunreinigungen von innen nach außen ab. Die Calendula-Tinktur stillt dabei die Blutung und reinigt sogar besser als Jod oder Jodersatz. Sie fördert auch die Bildung neuen Gewebes, sodass selbst zerfetzte und ausgefranste Wunden gut zusammenheilen.

✿ Geben Sie etwas Johanniskrautöl auf ein Läppchen und legen Sie dieses für etwa eine halbe Stunde auf die Wunde. Mit einer zugeknoteten Mullbinde befestigen.

Wald- und Wiesenpflaster

Stürzt Ihr Kind unterwegs beim Wandern oder Radfahren, können Sie ihm ein Kräuterpflaster bereiten! Denn im Wald und auf der Wiese wachsen die ältesten »Heftpflaster« der Welt. Die Blätter von Goldrute, Schafgarbe, Huflattich und Spitzwegerich – alles

Kräuter, die fast überall zu finden sind – wirken blutstillend und zusammenziehend. Sie helfen mit, dass kleine Wunden schnell und ohne Entzündung oder Eiterung verheilen. Suchen Sie saubere, makellose Blätter von einer der Pflanzen und reiben sie zwischen zwei Steinen oder den Fingern, bis Saft austritt. Dann legen Sie die Blätter auf die Wunde. Die langen, festen Blätter des Spitzwegerichs lassen sich sogar um den Finger wickeln und zubinden. An so einem Verband haben Kinder viel Spaß!

Erste Hilfe bei Nasenbluten

Nasenbluten ist meist ungefährlich, aber sehr lästig. Nach einem Stoß oder Sturz, aber auch bei Erkältung oder trockener Luft (durch Klimaanlage oder Heizung!), auch durch Nasebohren, kann die Nase plötzlich anfangen zu bluten, manchmal sogar lange und heftig. Dann können Sie mit einigen Hausmitteln die Blutung stoppen:

❀ Legen Sie Ihrem Kind einen nasskalten Waschlappen in den Nacken. Es sitzt dabei aufrecht und hält den Kopf leicht nach vorn. Halten Sie ein Tuch unter die blutende Nase und warten Sie so lange, bis die Blutung aufgehört hat. Bei Bedarf tränken Sie den Waschlappen noch einmal mit kaltem Wasser.

❀ Auch ein kaltes Fußbad hilft. Ihr Kind stellt die Füße in eine Schüssel mit etwa 15 °C kaltem Wasser und zieht sie nach einer halben Minute wieder heraus. Es soll sich die Füße nicht abtrocknen, sondern nur das Wasser mit den Händen abstreifen und Wollsocken anziehen. Wenn Sie in der Natur unterwegs sind und Ihr Kind bekommt Nasenbluten: Vielleicht ist in der Nähe ein Fluss oder See, in den Ihr Kind mit nackten Füßen steigen kann.

❀ Geben Sie etwas Essig oder Zitronensaft in ein Glas kaltes Wasser. Ihr Kind kann die Mischung wie beim Nasenschnupfen (siehe Seite 28) hochziehen.

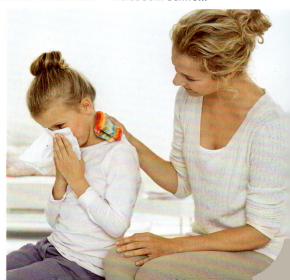

Ein kalter Waschlappen im Nacken stoppt Nasenbluten meist sehr schnell.

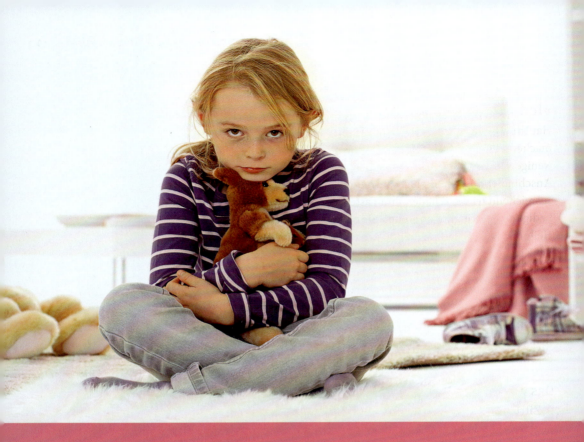

Streicheleinheiten für die Seele

Nicht nur der Körper ist anfällig für Einflüsse von außen, auch die Seele reagiert auf kleinere und größere Störungen. Bei Kindern zeigt sich das häufig in Appetitlosigkeit oder Schlafschwierigkeiten. Aber auch unbestimmtes Bauchweh (siehe Seite 47) oder Kopfschmerzen (siehe Seite 51) sind typisch, wenn es einem Kind nicht gut geht, es Stress hat oder überfordert ist. Neben einfühlsamer Zuwendung der Eltern helfen geeignete Hausmittel.

»Ich hab keinen Hunger!«

Hat Ihr Kind keinen Appetit, müssen Sie sich nicht gleich Sorgen machen. Denn es ist völlig normal, dass ein Kind mal mehr, mal weniger isst. Und bei Krankheiten bleibt der Appetit häufig ganz aus. Anschließend ist die Esslust meist umso größer. Solange ein Kind ausreichend trinkt, schaden ihm Fasten oder wenig Nahrung nicht. Lediglich bei Säuglingen sollten Sie nach einem Tag den Arzt oder Heilpraktiker aufsuchen oder mit einer Stillberaterin sprechen. Bei Kindern über einem Jahr können Sie erst einmal das eine oder andere Hausmittel probieren und nach möglichen krankheitsbedingten oder seelischen Ursachen forschen, bevor Sie zum Arzt oder Heilpraktiker gehen. Was häufig nicht bedacht wird: Wenn Ihr Kind zwischendurch nascht und kalorienhaltige Getränke zu sich nimmt, vergeht ihm womöglich der Appetit auf »richtiges« Essen, also frisch gekochte, abwechslungsreiche Mahlzeiten.

Das weckt den Appetit

❀ Zitrusfrüchte wie Pomeranzen mit ihrem frischen Duft steigern die Esslust und regen die Verdauungssäfte an. Hier eine appetitfördernde Teemischung: Lassen Sie in der Apotheke 25 Gramm Pomeranzenschalen, 10 Gramm Zitronenschalen und 5 Gramm Gewürznelken mischen. 3 Teelöffel davon überbrühen Sie mit vier Tassen kochendem Wasser. Zehn Minuten zugedeckt ziehen lassen und abseihen. Sollte der Tee Ihrem Kind zu bitter sein, können Sie ihn in kaltem Wasser ansetzen und acht Stunden ziehen lassen, bevor Ihr Kind davon trinkt.

❀ Versuchen Sie es auch einmal mit einem Tee aus Angelikawurzel (Engelwurz). Übergießen Sie 1 Teelöffel davon mit einer Tasse kochendem Wasser und lassen Sie den Tee zehn Minuten zugedeckt ziehen, bevor Sie ihn abseihen. Geben Sie Ihrem Kind vor der Hauptmahlzeit etwas von dem warmen Tee zu trinken.

❀ Auch ein Apfelessig-Getränk kann hungrig machen. Geben Sie 2 Teelöffel Apfelessig und 1 Teelöffel Honig in ein Glas Apfelschorle oder Wasser. Ihr Kind kann das Getränk eine Stunde vor der Hauptmahlzeit trinken.

> **TIPP**
> Wenn Ihr Kind Angelikatee nicht mag, bieten Sie ihm 10 Tropfen Angelikatinktur in einem Schnapsgläschen voll Wasser an, und zwar dreimal täglich zehn Minuten vor dem Essen.

»Ich kann nicht schlafen!«

Viele Kinder tun sich schwer, abends loszulassen und in den Schlaf zu finden. Eltern können durch einen festen Rhythmus und wiederkehrende Rituale ab dem zweiten Lebenshalbjahr viel dazu beitragen, dass sich ihr Kind an gleichbleibende Schlaf- und Wachzeiten gewöhnt.

Ein fester Ablauf am Abend erleichtert es Ihrem Kind, sich der Nacht anzuvertrauen. Durch ein verlässliches, nicht zu langes Abendritual in einer geborgenen Atmosphäre bekommt es Sicherheit und kann noch einmal Liebe und Geborgenheit tanken, bevor es einschläft. Der Abend sollte ruhig, vielleicht schon bei etwas abgedunkeltem Licht verlaufen, etwa so: Nach dem gemeinsamen Abendessen wird das Kind gewickelt und umgezogen. Danach folgen Zähneputzen, eine liebevolle Schmuseeinheit und im Bett dann noch eine Geschichte, ein Gute-Nacht-Lied oder ein Abendgebet, bevor ein Küsschen das Ritual beendet. Sie müssen sich nichts besonders Originelles einfallen lassen und auch nicht für viel Abwechslung sorgen. Doch versuchen Sie, Konflikte oder bedrückende Erlebnisse vor dem Zubettgehen zu besprechen, damit sie nicht die Seele Ihres Kindes belasten. Macht das Einschlafen eines größeren Kindes über längere Zeit Probleme, holen Sie sich Rat in einschlägigen Büchern (siehe Seite 122), wenden Sie sich an den Kinderarzt oder Heilpraktiker oder an eine Schlafambulanz in Ihrer Nähe.

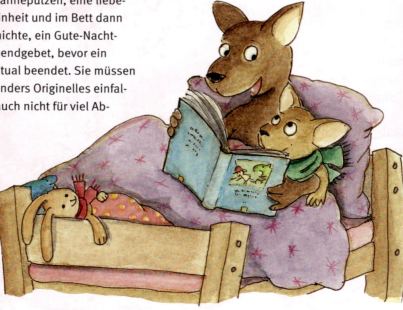

Schlafhilfen für kleine Unruhegeister

Die folgenden Teemischungen wirken beruhigend und helfen sowohl bei Einschlafschwierigkeiten als auch gegen Ängste und Albträume. Am besten geben Sie Ihrem Kind eine Tasse des warmen Tees zwei bis drei Stunden vor dem Schlafengehen.

❀ Mischen Sie 20 Gramm Johanniskraut mit je 10 Gramm Melissenblättern, Passionsblumenkraut und Hibiskusblüten (alle in der Apotheke erhältlich). Nehmen Sie davon 1 Esslöffel und übergießen Sie ihn mit einer Tasse kochendem Wasser. Den Tee zehn Minuten abgedeckt ziehen lassen, dann abseihen.

❀ Mischen Sie zu gleichen Teilen Baldrianwurzel, Hopfenzapfen, Lavendelblüten (alle in der Apotheke erhältlich) und Fenchelsamen. Übergießen Sie 1 Esslöffel der Mischung mit einer Tasse kochendem Wasser. Nach zehn Minuten abseihen.

Baden macht müde

Ein Vollbad eine halbe Stunde vor dem Schlafengehen macht die meisten Kinder wunderbar müde. Sie können einen beruhigenden Badezusatz hineingeben, etwa Baldrian, Hopfen, Lavendel oder Melisse (aus der Apotheke oder als Tee, wie oben zubereitet).

Ansteigendes Fußbad

Auch ein ansteigendes Fußbad eine halbe Stunde vor dem Zubettgehen erhöht die Müdigkeit.

❀ Füllen Sie in eine Schüssel so viel etwa 30 °C warmes Wasser, dass die Beine Ihres Kindes bis zu den Knöcheln darin stehen können. Gießen Sie dann nach und nach, am besten mit einer Gießkanne, vorsichtig heißes Wasser dazu, bis die Temperatur auf 40 °C gestiegen ist (Badethermometer). Nach etwa 15 Minuten tupfen Sie die Füße Ihres Kindes trocken, ziehen ihm warme Socken an und legen es ins Bett.

TIPP: Auch das beruhigt

Geben Sie 2 Tropfen Bergamottöl, Lavendelöl oder Neroliöl auf ein Tuch und legen Sie es ins Bettchen Ihres Kleinkindes, in Kopfhöhe unter dem Laken. Das fördert den ruhigen, ungestörten Schlaf. Oder Sie machen Ihrem Kind über Nacht den Bauchwickel mit Kamille von Seite 50.

»Ich habe Angst!«

Hat Ihr Kind Angst oder Albträume, ist natürlich die beste Medizin, es erst einmal in den Arm zu nehmen und zu wiegen. Wenn der erste Schreck vorbei ist, kann ein Kräutertee mit dazu beitragen, dass es sich beruhigt:

✿ Übergießen Sie je 1 Esslöffel Johanniskraut und Melisse mit einem halben Liter kochendem Wasser und lassen Sie den Aufguss 15 Minuten abgedeckt ziehen. Dann abseihen und Ihrem Kind ein bis zwei Tassen zur Beruhigung geben. Ist Ihr Kind allgemein ängstlich, können Sie den Tee auch gut zu einer längeren Kur über zwei bis drei Wochen geben, um Ihr Kind zu stabilisieren.

Nach großem Schreck, Schock oder Albträumen helfen Bach-Blüten-Notfalltropfen (in der Apotheke).

Wenn Kinder die Wut packt

Zeigt Ihr Kind vermehrt Aggressionen und hat es gehäuft Wutanfälle, können Sie ihm, ähnlich wie zum Einschlafen, mit einem beruhigenden Vollbad oder einem beruhigenden Tee helfen (siehe Seite 119). Außerdem ist es sinnvoll, wenn es eine Entspannungstechnik wie autogenes Training erlernt. Oder Sie machen eine Fantasiereise mit ihm.

KRÄUTER FÜR DIE SEELE

✿ Johanniskraut ist in starken Dosierungen heute eine anerkannte Heilpflanze zur Behandlung von depressiven Zuständen, als Tee wirkt es milder – es bringt einfach Sonne in die Kinderseele.

✿ Melisse wirkt beruhigend und angstlösend auf das Nervensystem.

TIPP: Stress nehmen

Viele Kinder sind heute sehr gefordert und leiden schon in der Grundschule unter Stress. Auch in diesem Fall helfen die beruhigenden Maßnahmen aus diesem Kapitel. Vor Prüfungen können Sie eine rückenstärkende Massage mit Johanniskrautöl durchführen. Massieren Sie dazu den Rücken und die Magengegend (Solarplexus). Sie können das Johanniskrautöl auch mit ein paar Tropfen ätherischem Öl vermischen (siehe Kasten Seite 27). Geeignet sind Lavendel (Füße), Melisse (Bauch), auch Wildrose und Jasmin (Oberkörper: verschafft süße Träume).

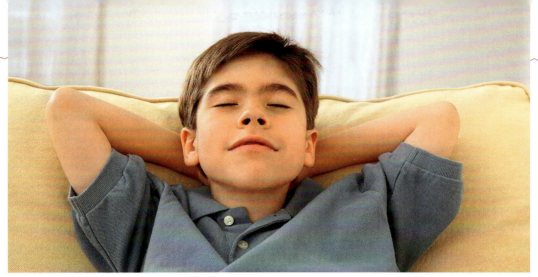

Entspannung hilft Kindern, mit Wut und Aggressionen fertigzuwerden.

Ebenso können Sie ihm auch mit einer Einreibung der Füße, des Rückens und des Bauches mit Johanniskrautöl helfen (bitte beachten Sie dabei, dass Ihr Kind nach der Anwendung von Johanniskrautöl nicht an die Sonne darf).

Bei Bettnässen

War Ihr Kind bereits trocken und nässt es dann nachts wieder ein, können Sie abends die Innenseiten der Oberschenkel mit Johanniskrautöl einreiben. Dadurch wird die Sensibilität der Blasenschließmuskulatur erhöht.

Teekur

Ihrem Kind hilft auch, wenn es über längere Zeit eine Teekur mit Johanniskrauttee durchführt. Er stärkt das autonome Nervensystem, das die unwillkürlichen Körperfunktionen regelt. Ebenfalls empfehlenswert ist dafür eine Teemischung von Apotheker Mannfried Pahlow.

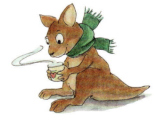

❀ Lassen Sie sich in der Apotheke 20 Gramm Johanniskraut, 10 Gramm Melissenblätter und 5 Gramm Orangenblüten mischen. Übergießen Sie 1 gehäuften Teelöffel der Mischung mit einem Viertelliter kochendem Wasser, lassen Sie den Tee 15 Minuten zugedeckt ziehen und seihen Sie ihn dann ab. Geben Sie Ihrem Kind immer morgens und mittags eine Tasse davon, möglichst ungesüßt – dann ist er wirkungsvoller.

Bücher, die weiterhelfen

Chancrin, E. u.a.: **Homöopathische Erste Hilfe – Ein praktischer Ratgeber;** Narayana Verlag, Kandern
Viele hilfreiche Tipps zur Ersten Hilfe jenseits der Schulmedizin

Fischer-Rizzi, S.: **Medizin der Erde: Heilanwendung, Rezepte und Mythen unserer Heilpflanzen;** AT Verlag Aarau
Interessante Lektüre über die Traditionen, Mythen und besonderen Eigenarten der einheimischen Heilpflanzen

Fischer-Rizzi, S.: **Himmlische Düfte: Das große Buch der Aromatherapie;** AT Verlag, Aarau
Gelungene Einführung in die Aromatherapie, übersichtlich gestaltet und anschaulich bebildert

Weigert, V.: **Stillen – Das Begleitbuch für eine glückliche Stillzeit;** Kösel Verlag, München
Standardwerk zum Thema Stillen

AUS DEM GRÄFE UND UNZER VERLAG

Keicher, U.: **Kinderkrankheiten – Schnell erkennen – gezielt behandeln**
Umfassender Rat für Eltern zu häufigen Erkrankungen bei Kindern – vom Babyalter bis zur Pubertät

Kunze, P., Salamander, C.: **Die schönsten Rituale für Kinder**
Ratgeber für Alltag und Krisenzeiten mit einer Fülle von Ritualen

Kunze, P., Keudel, H.: **Schlafen lernen – Sanfte Wege für Ihr Kind**
Alles Wichtige über den Schlaf von Babys und Kleinkindern und Wege zum festen Schlafrhythmus

Pahlow, Mannfried: **Heilpflanzen bestimmen leicht gemacht**
Handlicher und praktischer Kompass zum Bestimmen von Heilpflanzen

Reichelt, K., Sommer, S.: **Die magische 11 der Homöopathie für Kinder**
Praktischer Ratgeber zur homöopathischen Behandlung von Kindern bei elf häufigen Beschwerdebereichen

Schmid, S.: **Bach-Blüten für Kinder**
Eine Anleitung, wie man eine positive seelische Entwicklung seiner Kinder mit Bach-Blüten fördert

Stellmann, M.: **Kinderkrankheiten natürlich behandeln**
Klassiker zur Behandlung von Kinderkrankheiten durch die Eltern

Stumpf, W.: **Homöopathie für Kinder**
Übersichtliche und umfassende Darstellung, wie man seinem Kind mit homöopathischen Mitteln helfen kann

Vagedes, J., Soldner, G.: **Das Kinder-Gesundheitsbuch. Kinderkrankheiten ganzheitlich vorbeugen und heilen**
Umfangreiches Werk zur überwiegend homöopathischen Behandlung von Kinderkrankheiten mit vielen Hintergrundinfos zu den einzelnen Krankheitsbildern

Voormann, C., Dandekar, G.: **Babymassage**
Praktische Anleitungen für zahlreiche Massagen – auch für Kleinkinder

Weigert, V., Paky, F.: **Babys erstes Jahr – Monat für Monat das Beste für Ihr Kind**
Umfangreicher Ratgeber für alle Fragen zum Baby

Adressen und Links, die weiterhelfen

Praxis für Klassische Homöopathie und Baby-Osteopathie

Häberlstraße 17, 80337 München
www.vivian-weigert.de
Praxisadresse und Homepage der Autorin mit zahlreichen Infos zu gesundheitlichen Themen und Behandlungsmethoden sowie weiteren hilfreichen Links

www.abgespeist.de
www.demeter.de
www.foodwatch.de
www.lebensmittelwarnung.de
Interessante Seiten zum Thema gesunde Ernährung

www.buecher.heilpflanzen-welt.de/BGA-Kommission-E-Monographien/
Liste der Heilpflanzen mit wissenschaftlich überprüfter bzw. bestätigter Wirkung durch das Bundesamt für Arzneimittel und Medizinprodukte (BfArM)

www.cleankids-magazin.de
Alles Wissenswerte zum Thema giftfreies Kinderzimmer

www.elternimnetz.de
Informationen des Bayerischen Landesjugendamtes zur Entwicklung von Kindern unterschiedlicher Altersstufen

www.kindergesundheit-info.de
Die Homepage der Bundeszentrale für gesundheitliche Aufklärung mit umfangreichen Informationen und Serviceleistungen

www.naturkissen.net
www.purnatur-shop.de
Online-Shops für Kirschkern- und Traubenkernkissen

www.naturundmedizin.de
Internetseite der Karl und Veronica Carstens-Stiftung; die größte Bürgerinitiative für Naturheilkunde, Homöopathie und andere komplementäre Heilverfahren in Europa mit aktuellen Veröffentlichungen zu jeweiligen Gesundheitsthemen

www.phytofit.de
Ältestes deutsches Spezialgeschäft für Heilkräuter, Kräuter, vegetabile Drogen, Gewürze, Diätetik und Naturkosmetik mit Online-Versand

www.rund-ums-baby.de
Online-Magazin mit vielseitigen Themen und Expertenforen

http://www.weko-pharma.de
Bezugsadresse für Moorwärmflaschen

Beschwerdenregister

A

Abszess 30, 57
Aggressionen 120
Albträume 120
Allergien 106, 120
Angina 72
Angst 120
Appetitlosigkeit 11, 117
Asthma 78
Atemnot 78
Atopisches Ekzem 101
Augenentzündung 57
Ausschlag 97, 99, 100

B

Bauchschmerzen 47
Bettnässen 121
Blasenentzündung 92
Blähungen 51
Bindehaut, gerötete 57
Bissverletzung 114
Blinddarmentzündung 48, 51
Bluterguss 112
Blutung 114, 115
Borreliose 107
Brandblasen 112
Brechreiz 48, 88, 94
Bronchitis 30

D

Darmverschluss 89
Dreimonatskoliken 51
Durchfall 85
- bei Säuglingen 87

E

Ekzem 96, 98
Erbrechen 82

Erkältung 30

F

Fieber 11, 38
- beim Baby 40
Frühsommer-Meningo-
   Enzephalitis (FSME) 107

G

Grippe 13

H

Halsentzündung 72
Halsschmerzen 29, 71
Harnwegserkrankung 93
Hausstaubmilbenallergie 79
Hautausschläge 33, 40, 97,
   101
Hautverletzung 97
Heuschnupfen 63
Husten 73

I

Insektenstich 106

J

Juckreiz 97

K

Koliken 87
Kopfläuse 108
Kopfschmerzen 51
Kopfverletzung 26
Krämpfe 84

L

Lymphknotenentzündung 72

M

Magen-Darm-Störung 84
Masern 72

Migräne
Milchschorf 98
Mittelohrentzündung 55
Müdigkeit 54, 119
Mumps 72
Muskelschmerzen 30

N

Nasenbluten 115
Nasennebenhöhlenentzün-
   dung 28, 68
Neurodermitis 101
Nierenbeckenentzündung 92

O

Ohrentzündung 55
Ohrenschmalzpropf 56
Ohrenschmerzen 26

P

Pfeiffersches Drüsenfieber 72
Prellung 112

Q

Quaddeln

R

Reiseübelkeit 84
Reizhusten 75, 79
Röteln 11

S

Scharlach 13, 72
Scheidenentzündung 100
Schlafschwierigkeiten 119
Schmerzen 46, 58
- beim Baby 58
Schnupfen 28, 61
Schürfwunde 110
Sonnenbrand 103, 105

Stichverletzung 114
Stress 116, 120

T
Trockene Nase 64

U
Übelkeit 81, 84
Überforderung 116
Unterleibsentzündung 92

V
Verbrennung 111
Verklebte Augen 57

- beim Baby 58
Verletzung 10, 26, 112, 113
Verletzung des Trommelfells
   55
Verstauchung 29, 112
Verstopfung 88, 91
- bei Säuglingen 91
Virusinfektion 80
Vorhautentzündung 100

W
Warzen 109
Windeldermatitis 99, 100

Windelsoor 99
Windpocken 13
Wunden 113
Wunder Po
Würmer 94
Wut 120

Z
Zahnen 59
Zeckenbiss 107
Zerrung 29

Hausmittelregister

A
Acerolasaft 15
Anserinen-Milch 49
Ätherische Öle 30
Auflagen 25, 32, 36, 47, 52,
   57, 69, 106
- aus Heidelbeeren 97
- mit Stiefmütterchenkraut 99
- mit Zitronenwasser 69
Augentropfen 28
Augentrost 57, 58

B
Babyöl 70
Bäder 92, 102, 105, 119
- aufsteigende 66
- Ganzkörper- 27
Baldrian 27
Bauchkompresse 50
Bauchmassage 49
Bauchweh-Öl 50, 51
Bauchwickel 23, 50
Bienenwachsauflage 26

Blasensäckchen 26
Blütenhonig 64
Brustwickel 76, 79

D
Dampfbad 61, 70
Diät 78

E
Echinacea 15
Eichenrinde 27
Einlauf 31, 45, 88, 91
Einreibungen 29, 113
Elektrolytlösung 84

F
Fichtennadeln 27
Fußbad 16, 18, 19, 27
- ansteigendes 27, 79, 119
- mit Senfmehl 53, 67

G
Ganzkörperbad 27
Gurgeln 29, 70

H
Halswickel 71, 72, 73
- kühle 72
- warme 71
Heilerde 69, 72
Heublumensäckchen 26
Holundertee 45
Hopfen 27
Hustensäfte

I
Ingwer 67, 81
Inhalieren 27, 61, 70, 74

J
Johanniskraut 33, 119, 120
Johanniskrautöl 30, 50, 56,
   68, 79, 99, 102, 113, 120
Jojobaöl 98

K
Kamille 27
Kamillendampfbad 56
Kartoffelauflage 56

Kartoffel-Packung 53
Kirschkernkissen 26, 47
Kleie 27
Kneipp-Fiebertee 42
Kochsalz-Calendula-Lösung
    63, 70
Kochsalzlösung 57
Kompressen 26, 97, 106, 113,
    114
Kräutertee 45

L
Lavendel 27
Lavendelöl 65
Lebersäckchen 26

M
Mandelöl 65
Moorwärmflasche 26
Meerrettich 67
Mundspülung 29, 70

N
Nasenschnupfen 63
Nasenspülung (Nasen-
    dusche) 63, 64, 65, 70
Nasentropfen, selbst ge-
    macht 28, 61, 62
- für Babys 62
Nierenwickel 93

O
Obstessig 19
Odermennigkraut 85, 98
Öleinreibung 52, 68

P
Pellkartoffeln 69, 72
Pestwurz
Pfefferminzöl 30, 52
Pulswickel 23, 42, 66

Q
Quendelbutter 62
Quarkbrustwickel 79
Quarkhalswickel 76
Quarkwickel 73, 76

R
Ringelblume 27
Rosmarin 27
Rotlichtbestrahlung 30, 57

S
Sanddornsaft 15
Sauerkraut 15
Schlehenelixier 15
Schonkost 86
Sitzbäder 100

T
Tees 13, 29, 32, 33, 34, 41,
    47, 53
- aus Fenchel, Anis und
    Kümmel 47
- aus Johanniskraut und
    Kamille 49
- aus Lindenblüten und
    Holunderblüten 66
- aus Zitronenmelisse 48
- bei Ängsten und Alb-
    träumen 120
- bei Appetitlosigkeit 117
- bei Bettnässen 121
- bei Blasenentzündung 93
- bei Durchfall 85
- bei Husten 74, 75
- bei Magen-Darm-Störun-
    gen 84
- bei Übelkeit und Erbrechen
    82
- bei Verstopfung 90

- bei Würmern 95
- für Heuschnupfenallergiker
    64
Traubenkernkissen 26, 47

W
Wadenwickel 23, 43
Wald- und Wiesenpflaster
    114
Wärmflasche 25
Waschungen 19, 44
Wassertreten 18
Wechselbad 19

Z
Zistrose 97
Zitronenwasser 42
Zwiebelsäckchen 26, 55, 93

Impressum

© 2012 GRÄFE UND UNZER VERLAG GmbH, München

Alle Rechte vorbehalten. Nachdruck, auch auszugsweise, sowie Verbreitung durch Bild, Funk, Fernsehen und Internet, durch fotomechanische Wiedergabe, Tonträger und Datenverarbeitungssysteme jeder Art nur mit schriftlicher Genehmigung des Verlages

Projektleitung: Corinna Feicht

Lektorat: Rita Steininger, Bernhard Edlmann

Bildredaktion: Elke Dollinger

Umschlaggestaltung und Layout: independent Medien-Design, Horst Moser, München

Herstellung: Christine Mahnecke

Satz: Christopher Hammond

Lithos: Repro Ludwig, Zell am See

Druck: Firmengruppe APPL, aprinta druck, Wemding

Bindung: Firmengruppe APPL, sellier druck, Freising

ISBN 978-3-8338-2606-1

1. Auflage 2012

Bildnachweis

Fotoproduktion: Sandra Seckinger (People), München, Cover, U4 li.
Kramp + Gölling, Fotodesign (Stills), Hamburg, U4 re.

Weitere Fotos: Corbis: S. 90, 96, 121; Flora Press: 99; Getty images: S. 14, 33, 88, GU-Archiv: Ingrid Schobel (S. 45); Istockphoto: S. 108; Jump: S. 55; Mauritius: S. 110; Plainpicture: S. 106; Stockfood: S. 86

Styling: Susa Lichtenstein

Syndication: www.jalag-syndication.de

Illustrationen: Katrin Gaida, München

Wichtiger Hinweis

Alle Ratschläge und Hinweise in diesem Buch wurden von den Autorinnen nach bestem Wissen erstellt und mit größtmöglicher Sorgfalt geprüft. Sie bieten jedoch keinen Ersatz für kompetenten persönlichen medizinischen Rat. Jede Leserin, jeder Leser ist für das eigene Tun selbst verantwortlich. Weder Autorinnen noch Verlag können für eventuelle Nachteile oder Schäden, die aus den im Buch gegebenen praktischen Hinweisen resultieren, eine Haftung übernehmen.

Die GU-Homepage finden Sie im Internet unter www.gu.de

Umwelthinweis

Dieses Buch ist auf PEFC-zertifiziertem Papier aus nachhaltiger Waldwirtschaft gedruckt.

Ein Unternehmen der
GANSKE VERLAGSGRUPPE

Unsere Garantie

Mit dem Kauf dieses Buches haben Sie sich für ein Qualitätsprodukt entschieden. Wir haben alle Informationen in diesem Ratgeber sorgfältig und gewissenhaft geprüft. Sollte Ihnen dennoch ein Fehler auffallen, bitten wir Sie, uns das Buch mit dem entsprechenden Hinweis zurückzusenden. Gerne tauschen wir Ihnen den GU-Ratgeber gegen einen anderen zum gleichen oder zu einem ähnlichen Thema um.

Liebe Leserin und lieber Leser,

wir freuen uns, dass Sie sich für ein GU-Buch entschieden haben. Mit Ihrem Kauf setzen Sie auf die Qualität, Kompetenz und Aktualität unserer Ratgeber. Dafür sagen wir Danke!
Wir wollen als führender Ratgeberverlag noch besser werden. Daher ist uns Ihre Meinung wichtig. Bitte senden Sie uns Ihre Anregungen, Ihre Kritik oder Ihr Lob zu unseren Büchern. Haben Sie Fragen oder benötigen Sie weiteren Rat zum Thema? Wir freuen uns auf Ihre Nachricht!

GRÄFE UND UNZER VERLAG
Leserservice
Postfach 86 03 13
81630 München

Wir sind für Sie da!
Montag–Donnerstag: 8.00–18.00 Uhr
Freitag: 8.00–16.00 Uhr
Tel.: 0180 - 500 50 54*
Fax: 0180 - 501 20 54*
E-Mail: leserservice@graefe-und-unzer.de

*(0,14 €/Min. aus dem dt. Festnetz, Mobilfunkpreise maximal 0,42 €/Min.)

Neugierig auf GU?
Jetzt das GU Kundenmagazin und die
GU Newsletter abonnieren.

Wollen Sie noch mehr Aktuelles von GU erfahren, dann abonnieren Sie unser kostenloses GU Magazin und/oder unseren kostenlosen GU-Online-Newsletter. Hier ganz einfach anmelden:
www.gu.de/anmeldung